LA DIETA ANTI-INFLAMATORIA

To Elena
Love you

10/2011

LA DIETA ANTI-INFLAMATORIA

El rol de la dieta y enfermedades crónicas

DR. JORGE BORDENAVE

BALBOA.
PRESS

A DIVISION OF HAY HOUSE

Balboa Press books may be ordered through booksellers or by contacting:

Balboa Press
A Division of Hay House
1663 Liberty Drive
Bloomington, IN 47403
www.balboapress.com
1-(877) 407-4847

Because of the dynamic nature of the Internet, any web addresses or links contained in this book may have changed since publication and may no longer be valid. The views expressed in this work are solely those of the author and do not necessarily reflect the views of the publisher, and the publisher hereby disclaims any responsibility for them.

The author of this book does not dispense medical advice or prescribe the use of any technique as a form of treatment for physical, emotional, or medical problems without the advice of a physician, either directly or indirectly. The intent of the author is only to offer information of a general nature to help you in your quest for emotional and spiritual well-being. In the event you use any of the information in this book for yourself, which is your constitutional right, the author and the publisher assume no responsibility for your actions.

Any people depicted in stock imagery provided by Thinkstock are models, and such images are being used for illustrative purposes only.
Certain stock imagery © Thinkstock.

ISBN: 978-1-4525-3447-3 (e)
ISBN: 978-1-4525-3446-6 (sc)
ISBN: 978-1-4525-3448-0 (hc)

Library of Congress Control Number: 2011906192

Printed in the United States of America

Balboa Press rev. date: 9/19/2011

Este libro es dedicado a mi padre que admiré como médico y ser humano,
a mi madre por sus sacrifcios por darnos una mejor vida,
y a toda persona interesada en mejorar su salud.

"El médico del futuro no recetará medicinas, sino que le interesará educar a sus pacientes en el cuidado del cuerpo, en una dieta apropiada, y en la prevención de enfermedad."

~ Thomas A. Edison

Contents

Este libro fue creado como respuesta a solicitudes de pacientes, que desean entender las razones por las cuales ellos padecen de una variedad de enfermedades, como la alta presión, colesterol alto, diabetes, obesidad, falta de aire, cansancio, fatiga, perdida de sueño, nerviosismo, trastornos digestivos y muchas otras condiciones y síntomas.

Condiciones que como van a entender muy probable tenga como su causa, lo que ha estado comiendo.

Agradecimientos

Necesito agradecerles a mis compañeros médicos de los estudios de Medicina Integrativa del Centro de Medicina Integrativa, de la Universidad de Arizona.

Un grupo compuesto por médicos de diversas edades, culturas, tradiciones y disciplinas de la medicina, que se unieron en un momento dado, con el fin de lograr encontrar una mejor comprensión en el cuidado del ser.

En lo diferente, se ve lo parecidos que somos.

Gracias al Dr. Andrew Weil, Dra. Tieraona Low Dog, Dr. Randy Horwitz, Dra. Victoria Maizes y los demás maestros que nos enseñaron un nuevo camino hacia la salud y el bienestar.

Gracias a Vicky Tameron, Olga Garcia, Janette Capote y Carmen Moses por aguantarme por tantos años. Al Dr. Francisco Palacios, todos mis pacientes-amigos y especialmente a Dr. Eduardo Alarcón, por sus consejos.

Finalmente, gracias a Billie Smith, mi bella esposa y mejor nutricionista, que esta realizando una gran diferencia en la nutrición de muchos.

Introducción

Nunca antes en la historia del ser humano, se ha reconocido la importancia y el rol que juega nuestra dieta y la nutrición como causa de la producción de enfermedades y alteraciones crónicas de la salud.

Actualmente en los Estados Unidos (EEUU), un 65% de los adultos están considerados como obesos. Comparado a la décadas de los '70's, los niveles de obesidad en la niñez, han aumentado en un 300%. Como consecuencia de este aumento, se ha producido un similar aumento en enfermedades crónicas relacionadas a la obesidad, incluyendo la diabetes, el cáncer, y enfermedades cardiovasculares.

Las enfermedades crónicas como estas mencionadas, son la causa principal del aumento de los recursos y gastos económicos por parte del sector de la salud de los Estados Unidos, al igual que la mayoría de países desarrollados y en desarrollo. Las enfermedades crónicas son el problema que sin duda, seguirá aumentando y agudizándose debido a el envejecimiento de las poblaciones en cada país. En el 2008, el ultimo año con datos disponibles, en los EEUU, los gastos monetario en servicios relacionados a la salud, llego a un total de $2.3 trillones de dólares ($2.300,000,000,000) y los gastos incurrido por el sistema de seguro de salud para personas mayores conocido como Medicare, unos $469 billones de dólares ($469,000,000,000).

Cinco enfermedades crónicas son responsables por mas de la mitad de estos gastos totales relacionados a la salud en los EEUU y por el 66% de los gastos pagado por Medicare (Druss et al 2001). Estas enfermedades crónicas incluyen la diabetes, la alta presión, la depresión, el asma y trastornos cardiovasculares.

Casos de diabetes han aumentado en un 60% en solo los últimos 10 años. A pesar de los grandes avances que hemos logrado en el tratamiento de infartos cardiacos y trastornos cardiacos, las enfermedades cardiovasculares continúan siendo la principal causa de muerte en nuestra población, y se espera que se triplique en las próximos dos décadas.

La epidemia de la obesidad continúa, rápidamente avanzando, convirtiéndose en la principal condición de salud, que afecta a la juventud de hoy.

Se merece mencionar de nuevo, que según el CDC, Centro de Enfermedades de los EEUU, (www.cdc.gov), aproximadamente un 65% de adultos norteamericanos y un 20% de niños y adolescentes están sobre pasados de peso o son obesos.

La alimentación y el estilo de vida que hemos adoptado, son los dos factores principales responsables por la gran mayoría de los aumentos de estos casos nuevos de obesidad.

Esto es un tremendo problema de salud pública que solamente ahora es que se le ha dado importancia y se le esta poniendo interés por parte del gobierno de los EEUU, debido por el costo económico al país.

INTRODUCCIÓN

Personas sobre pasadas de peso, sufren de niveles más alto de diabetes, enfermedades cardiovasculares y otras directamente asociadas a la obesidad. Estas personas tienden a incurrir en gastos relacionado a su salud mas altos, equivalente a unos $4870 por persona. En comparación, personas de peso normal, tienden a tener gastos médicos mas bajos, en average de unos $3400.00 anual. Factor por el cual es interés del gobierno, buscar soluciones a la epidemia de la obesidad.

Nuestras dietas, lo que comemos y de la forma que comemos hoy día, se ha reconocido que son una de las principales causas de la epidemia de obesidad, y enfermedades relacionada a la misma obesidad.

El número de personas obesas y sobre pasadas de peso, han ido progresivamente aumentando al mismo tiempo que hemos como sociedad, ido aumentando el consumo de comidas procesadas, refinadas y adquirida en restaurantes del tipo franquicia.

Estas comidas son conveniente y fáciles de conseguir, mas baratas que las que preparáramos nosotros mismos, y satisfacen nuestro apetito. Desgraciadamente, tambien contienen un alto contenido de calorías, grasas saturadas, azucares y todo tipo de aditivos, que contribuye a la epidemia de la obesidad al igual que una variedad de enfermedades crónicas.

El tamaño de las porciones de las comidas que comemos, ademas, se ha duplicado. Las comidas que forman nuestras dietas consisten en productos que provienen de un sector agrícola, donde se utilizan unas cantidades enormes de sustancias químicas durante toda la fase de su producción y cultivación, como pesticidas, fertilizantes, abonos, y otras sustancias químicas para lavar, preservar y envasar.

Los alimentos de hoy, o mejor dicho, la materia alimenticia que se come hoy, frecuentemente esta compuesto por múltiples componentes alimenticios básicos, que han sido reconstituidos para producir una clase de producto de comida. Muchas veces, ni sabemos lo que estamos comiendo, de tanto procesado que es el alimento.

Como sociedad, hemos estado y seguimos aumentando el consumo de esta clase de comida procesada y refinada, en vez de comer alimentos como la naturaleza lo produjo, en su totalidad y cerca de su estado de origen natural.

Al mismo tiempo que han aumentado los niveles de obesidad, y de enfermedades crónicas, se han ido detectando niveles elevados de factores o medidores de inflamación, en estas personas.

Esto ha causado numerosos estudios donde se ha reconocido y se ha establecido la relación entre muchas clases de enfermedades crónicas de salud con niveles elevados de inflamación corporal.

A su vez, se ha reconocido una asociación entre estos estado de inflamación crónica, con el consumo de ciertos alimentos de baja o poca calidad nutricional que hemos estado comiendo durante las ultimas décadas.

La relación de la inflamación crónica en nuestros cuerpos, producto de estímulos nocivos proveniente de nuestras dietas se sigue estudiando. Las comidas típicas de hoy contienen alta concentraciones de grasas de tipo Omega 6, grasas saturadas, y sustancias químicas como antibióticos. Al mismo tiempo consumimos menos cantidades de alimentos frescos y naturales que contienen grasas buenas como el Omega 3, todos factores que contribuye a el estado de inflamación crónica que resulta. Añádele a esta clase de nutrición y dieta desbalanceada de alimentos de poco valor nutricional, el hecho de que nos hemos convertido en una sociedad mas sedentaria y se puede comenzar a dar cuenta de la razón por la cual los niveles de obesidad van en aumento.

También se estudia la relación que existe entre la exposición de la madre a sustancias químicas en el medio ambiente, como causa del aumento de los niveles de obesidad que existe en nuestras poblaciones, especialmente en los infantes y los recién nacidos. Según un estudio reportado por la escuela de Salud Publica de la Universidad de Harvard en el 2006, la prevalencia de obesidad en bebes por debajo de 6 meses de nacido, ha aumentado un 73% desde el 1980.

Para poder explicar este fenómeno que ha sido reconocido en solo los últimos años, se le ha dado el nombre de obesogenes para describir cualquier sustancia contribuyente e implicada como causa del desarrollo de la obesidad. Obesogenes será explicado en mas detalle luego en el libro.

Personas recién llegados a los EEUU, nativas de otros países, y especialmente nosotros los Hispanos que formamos la mayor parte de la minoría, tendemos a comenzar a consumir las comidas típicas de este país, y en poco tiempo comenzamos a engordar. Eventualmente nos encontramos formando parte de estas estadísticas de la obesidad.

Estadísticas que valen ser repetidas. En los EEUU, hay en la actualidad unos 80 millones de persona que padecen de la diabetes de tipo 1 y tipo 2, y estos niveles están aumentando desproporcionalmente en los Hispanos. A nivel mundial, la cifra de diabéticos es de casi 200 millones. Doscientos millones de personas que sufren de este padecimiento y el número de personas que se convierten en diabético esta en aumento. Casos de el síndrome metabólico, (una condición causada por la dieta, la falta de actividad física y que se manifiesta esta por la glucosa elevada), así como la pre-diabetes y la diabetes propia, además de también estar en aumento, esta ocurriendo a mas temprana edad, en niños y jóvenes.

Aunque hemos logrado una reducción anual en los números de muertes relacionado a las enfermedades cardiovasculares, este sigue siendo la causa primaria de muertes en los EEUU y en la mayoría de países que han adoptado nuestro estilo de vida y especialmente nuestra nutrición.

Aunque datos de la Encuesta Nacional de la Salud de los EEUU, 1998 demuestra que los Hispanos como grupo sufren de menos números de trastornos cardiovasculares, que los blancos anglo-sajones y afro-americanos (Pleis and Coles, 2002). Pero muertes cardiovasculares, (prevenible en la mayoría de los casos), son la causa primaria de muertes de los Hispanos que viven en los EEUU, siendo responsable por el 27% de las muertes de los hombres Hispanos y el 33% de mujeres Hispanas. (CDC, 1998; American Heart Association, 2003).

Entre grupos Hispanos estudiados, los Puertorriqueños tienen el numero mas alto de mortalidad cardiovascular, mientras que los Mejicano-Americanos el menor. (Kaiser Permanente, 2001)

Un 29% de hombres Mejicanos-Americanos y 27 % de mujeres Mejicano-Americanas padecen de enfermedad cardiovasculares.

(American Heart Association, 2003).

Además, el número de casos de personas Hispanas afectada con diferente tipos de cáncer tambien está en aumento. Se espera que en la próxima década los niveles de todos los enfermos con cáncer, aumente en un 66%.

Lo triste, o a lo mejor lo bueno es que la mayoría de estas condiciones, pueden ser prevenible con una dieta adecuada y cambio en el estilo de vida.

Como se mencionó anteriormente, se ha establecido y se sigue reconociendo que en muchos de los padecimientos, trastornos de salud y enfermedades crónicas como los mencionados, tienen como un mecanismo determinante, un estado de inflamación crónica a nivel celular.

La mayoría de estos estados de inflamación celular crónica son debido a factores ambientales que están en nuestro alcance el controlar y modificar.

Los factores modificables incluyen la clase de alimento que consumimos y las porciones, los niveles de actividad física o mas bien la inactividad física, el fumar, y el estrés que sentimos. Los factores que no podemos controlar son los factores genéticos o hereditarios que forman una porción mas pequeña, de la causa de enfermedades crónicas.

En las páginas que siguen, comenzaré a explicar el mecanismo y los procesos relacionado a la alimentación, la condición de nuestras dietas y nutrición que ha estado ocurriendo durante años, para producir cambios de tipo inflamatorio en nuestros cuerpos que se asocia con enfermedades crónicas.

Cambios inflamatorio que incluye cambios bioquímicos, fisiológicos y metabólicos que juegan un papel importante en nuestras vidas diaria. En la mayoría de los casos, estos procesos inflamatorios, no producen síntomas, ni molestias por lo que no le ponemos atención hasta que nos suceda un problema de salud. Estos procesos inflamatorios potencialmente puede afectar a cualquiera de nosotros ya que vivimos en un mundo de ajetreo, estrés y de corre, corre.

Como indican las estadísticas, estamos viviendo en unos tiempos donde la obesidad es una epidemia, no solo en los EEUU sino en la mayoría de los pueblos y países Latino-Americanos. De igual manera, la diabetes, colesterol alto, estados depresivos, y las enfermedades cardiacas aumentan no solo aquí, sino en toda Latinoamérica.

Resolvemos frecuentemente nuestro malestar con comida, lo que continúa el ciclo de enfermedad y malestar.

Lo que esto producirá es una población con personas que tendrán una duración de vida reducida, en comparación con sus padres, abuelos y generaciones atrás. En la actualidad, los jóvenes comprenden la primera generación en la historia cuya salud es peor que las de sus antecedentes.

Por lo tanto, todos nosotros debemos por lo menos entender la relación que existe entre lo que consumimos todo los días, a las enfermedades que estamos padeciendo, para poder tomar acciones apropiadas para reducir estos riesgos. Lo mas simple y económico es el de cambiar la manera que comemos. En vez de las comidas que típicamente ingerimos, denominadas comidas de tipo Occidental, repletas de calorías, azucares y grasas, debemos aprender a comer alimentos mas naturales y frescos.

Del mismo modo, debemos reconocer que la mayoría de las personas obesas o sobrepasadas de peso, que no sufren de trastornos endocrinológicos o trastornos metabólicos tienen un estado de inflamación celular crónico en diferentes grados de intensidad y que esta es producto principal de los alimentos que escogemos y consumimos, que contribuyen a trastornos de salud.

En este libro me voy a referir a alimentos, a sustancias que se encuentran en su forma natural, saludables, nutritivas y sin procesar o ser alterada. El tipo de alimento que hemos evitado por múltiples razones, pero de los cuales todos debemos de estar comiendo.

Alimentos frescos, conocido como de tipo "orgánicos", que quiere decir sin aditivos químicos o sustancias preservativas que altera o contamina el alimento. Desgraciadamente, hoy dia con la carrera que existe en nuestras vidas y la velocidad que pasa el dia, entre el trabajo o la escuela, corriendo de un sitio a otro, realizando múltiples tareas sin que el tiempo alcance, frecuentemente escogemos comidas basadas en alta calorías y de poco contenido nutritivo, pero que son baratas y accesibles fácilmente para la población. Es mi deseo de que cuando acaben de leer este libro, tendrán mejores conocimientos para poder realizar cambios en su dieta y estilo de vida que les favorecerán su salud y las de sus familiares y amigos queridos.

La dieta Anti-inflamatoria no es otra de las tantas dietas de tipo popular o "de moda". Es una forma de comer parecida a la que tradicionalmente ha existido durante los siglos. Alimentos de mejor calidad que incluye toda clase de comida incluyendo grasas, sin limitación de algún componente. Alimentos de porciones normales no las cantidades exagerados como a las que nos hemos acostumbrado.

La dieta Anti-inflamatoria es una manera de alimentación que se recomienda por una vida entera y para todo miembro de la familia.

Es estar conciente de lo que esta consumiendo y el reconocimiento del efecto beneficioso o dañino, a corto y largo plazo que esa clase de nutrición le esta haciendo.

Esta forma de dieta, previene y puede revertir la obesidad y las condiciones asociadas al estar sobre pasado de peso, como la diabetes, la presión alta, ciertos cánceres, trastornos cardiovasculares y muchos más.

Proceso Inflamatorio

En cuanto a los alimentos y nuestras dietas, desde hace varias décadas, con el cambio en la dinámica de la sociedad y los avances de la tecnología agrícola, nos hemos encontrado consumiendo mas comidas altamente refinadas y procesadas. Cambiamos el hábito de comer reunido a la familia en casa, a comidas preparadas y compradas en establecimientos que venden comidas rápidas, pre-cocinadas, "fabricada" mejor dicho, en línea de ensamblaje como la que se consigue en cadenas tipo franquicia. Establecimientos, donde el trabajador añade componentes pre-fabricados y proporcionados a las comidas, como las que se venden en cadenas de hamburguesa. Comidas que debido a los cambios en la manera que fueron cosechados y cultivados son de costo reducido, pero repleto de sustancias químicas utilizado durante su fase de producción. Comidas que a su vez son baratas y satisfacen el hambre, pero que tienden a ser de menor valor nutritivo y alto en calorías y grasas saturadas.

Comidas que ademas de poseer un alto contenido de grasas, son luego cocinadas o fritas en otro tipo de grasa o aceite, mantenido bajo una fuente de calor, para luego ser utilizada cuando sea necesario en un plato. Cambios que se le aplica a las comidas que comemos de rutina, y que le quita aún mas, del valor nutricional que contiene. Lo que resulta es, que al digerirse estas comidas procesadas, repletas de aditivos por el tracto digestivo, con el tiempo se produce niveles elevados de componentes pro-inflamatorios. Ademas de aditivos, estamos consumiéndo unas cantidades enormes de ácidos grasosos de tipo Omega 6, al igual que azúcares, todos de los cuales tambien contribuyen a la producción de estados de inflamación crónica.

No solo ha cambiado la composición de los alimentos que consumimos diariamente, sino que estamos comiendo porciones mas grandes. Nuestro cuerpo no fue avanzando y desarrollándose acostumbrado a esta combinación de factores.

Al igual que cualquier estimulo nocivo que entre en contacto con nuestro organismo, ya sea un foco de infección, una lesión etc., el cuerpo va a responder por medio del sistema inmunológico, hematológico y otras defensas para limitar y eliminar ese estimulo nocivo y eventualmente resulta en inflamación.

Con el tiempo y el consumo continuo de comidas que contienen cantidades de estas sustancias, el cuerpo se mantiene con un nivel de inflamación crónica que contribuye a muchas de las enfermedades que hoy dia forman epidemias, como la obesidad, la diabetes y las enfermedades cardiovasculares.

Al mismo tiempo que consumimos mas cantidades de este tipo de comida, hemos disminuido la cantidad de alimentos naturales como los vegetales, las frutas frescas y proteínas saludables, que consumimos con regularidad. En vez de escoger y comernos una manzana o naranja para matar el hambre, escogemos una soda, galleta o productos empaquetados como las papas fritas o otra comida procesada, repleta de calorías, sal y preservativos.

Los procesos inflamatorios como causa de enfermedades crónicas, la mayoría de las cuales existen sin sintomatología, es tan frecuente, que se puede medir niveles elevado de marcadores inflamatorios en estas personas. Elevaciones de marcadores bioquímicos como los son el interleukin-6, la proteína reactiva C (hs-CRP), factor necrótico de tumor, nivel de sedimentación de eritrocito, niveles circulantes de adenopectinas, niveles elevados de Omega 6 y otros componentes.

Muchos investigadores y científicos piensan que el colesterol a lo mejor no es la causa en si, de los trastornos coronarios y cardiovasculares, sino una respuesta a los estados de inflamación que todas estas tienen en su desarrollo. Se piensa que pudiera ser que sea la intensidad y el grado de un proceso inflamatorio, en el caso de enfermedades coronarias, localizada en la pared arterial, que sea la causa de la deposición de colesterol, como forma de controlar ese proceso inflamatorio. Como consecuencia, toda persona que padecen de colesterol alto, en realidad están padeciendo de estados variados de inflamación crónica. El colesterol en vez de ser una causa de la enfermedad, puede ser solo una señal.

Que interesante verdad?

Que es y como funciona el proceso inflamatorio del cuerpo?

La inflamación simplemente es, la respuesta fisiológica del cuerpo a lesiones o infección.

Los procesos inflamatorios son respuestas normales y comunes del cuerpo, que actúan como método de defensa para protegerse contra procesos y organismos que invaden o afectan al organismo.

La inflamación aguda es una respuesta que ocurre a un trauma, irritación o otro estimulo nocivo como lo son las infecciones.

Por ejemplo, nos laceramos/cortamos la piel y en micro-segundos empieza el proceso de coagulación con infiltración de glóbulos blancos y la cascada de componentes sanguíneo que paran el sangrado y previenen la infección de micro-organismos como las bacterias. Componentes del sistema hematológico como los neutrófilos, macrófagos y las plaquetas comienzan a inundar el área de la herida así como factores de anticoagulantes. Estos a su vez, causan la liberación de sustancias que estimulan al sistema inmunológico.

La piel tiende a ponerse roja, el área se hincha debido al proceso de reparación que esta ocurriendo y esto puede causar dolor. Durante un proceso con mucha irritación o infectada por microbios, la piel se tiende a enrojecer. Este es típico de un proceso de inflamación aguda. Nos damos cuenta, porque es un cambio intenso que ocurre rápidamente, con duración corta y esta a plena vista en un área accesible. Luego que el proceso agudo se contiene y se resuelve, la piel eventualmente vuelve a su color y temperatura normal.

Un proceso parecido ocurre durante los ataques agudo de artritis reumatoidea o en pacientes con gota. Puede haber enrojecimiento, calor y dolor del área debido a un proceso inflamativo en los tejidos, para tratar de combatir a los estímulos nocivos y irritante. Estos son dos ejemplos de inflamación aguda típica que forma función normal de un proceso inflamatorio.

A diferencia, una inflamación crónica, de baja intensidad, es un estado metabólico, y fisiológico continuo que ocurre como consecuencia a varios estímulos nocivos que continua por tiempo.

Causas principales de inflamaciónes crónica incluye la calidad de la nutrición y la dieta, niveles altos de azúcar en la sangre (la hiperglicemia), como existe en diabéticos, personas obesos o que padecen del síndrome metabólico, y en personas que fuman.

La inflamación crónica es la causa principal de la formación del proceso de la arterosclerosis, que resulta en trastornos cardiacos.

Como ya se ha mencionado, esto se debe a que estos procesos inflamatorios actúan como estímulos, causando una liberación de una cascada de sustancias químicas y la activación de células y componentes sanguíneos, al igual que se ve en la inflamación aguda, con el propósito de combatir, controlar y eliminar estos estímulos.

A diferencia de la inflamación aguda, la persona no tiene síntoma típico, ni se da cuanta de lo que esta ocurriendo en tejidos y órganos internos. Inflamación en áreas remotas que no podemos observar con los ojos y sin dolor típico, ya que puede manifestarse sin dolor, o con molestias inespecíficas.

Estos procesos de irritación y inflamación continúan por meses, años y una vida entera por lo que se denomina inflamación crónica, sub-aguda.

Sabemos que existen porque durante estos procesos de inflamación se liberan muchas sustancias, una de las cuales es la proteína C reactiva (PCR).

La proteína C reactiva se produce en el hígado como respuesta a cualquier proceso inflamatorio, por lo que no es especifica para trastornos cardiacos. Personas con artritis, enfermedades de colágeno y cualquier condición en que existan niveles elevados de inflamación, tendrá niveles elevados de PCR.

Pero en personas que padecen de factores de riesgos cardiacos, la PCR ha sido extensamente estudiada. Se ha establecido su relación con un aumento de riesgo de trastornos cardiovasculares y neurológicos incluyendo apoplejías en estas personas. La literatura medica esta repleta de estudios, investigaciones y recomendaciones las cuales indican que se debe chequear el nivel de PCR con frecuencia en todo paciente cardiaco, especialmente aquellos sin síntomas para evaluar su nivel de estado inflamatorio y poder tomar un tratamiento y control mas riguroso.

Otra razón por la cual crece y aumenta la importancia en la asociación del rol de la inflamación crónica con el desarrollo de enfermedades crónicas y específicamente con trastornos cardiovasculares, es el de la asociación establecida de esta, con algunas infecciones.

Infección con la bacteria *clamidilla pneumoniae,* por ejemplo esta establecida con la formación de placa arterial, en el proceso de la arterosclerosis.

De igual modo, la bacteria *Helicobacter Pylori,* se ha establecido que es la causa de ulceras, y ulceraciones gástricas, todo lo que indica y confirma que es un estado crónico de inflamación de bajo grado, el responsable de la causa de múltiples enfermedades.

La inflamación a nivel celular en el tejido de las arterias es un factor tan importante en el desarrollo de enfermedades coronarias y vasculares que las medicinas de colesterol que usamos comúnmente, como el Lipitor®, la simvastatina, Crestor® y todas las otras de esta clase, de estatinas, ademas de reducir los niveles de colesterol que es la indicación para su uso primario, funcionan tambien reduciendo los niveles de inßamación de la pared arterial. Un efecto llamado pleomórþco. Se piensa aún que es este efecto pleomórfico, al reducir inflamación y estabilizar las membranas del endotelio, y no la reducción de los niveles de colesterol en si, es lo que produce el mayor efecto positivo de esta clase de medicinas.

Por esto es que se recomienda que personas con historia de enfermedades coronarias, infartos cardiacos, apoplejías, o historia familiar de enfermedad coronaria aunque no tenga elevación en los niveles de colesterol, tomen estatinas para la prevención y como parte de su cuidado médico.

Breve Historia de la Alimentación

Todos sabemos que los alimentos son las sustancias nutritivas que se necesitan para vivir. Son sustancias que nuestros padres, abuelos y familiares de otra generación anterior a la nuestra consumían. Claro que hoy dia existe este tipo de alimento saludable, pero en menos cantidades y no es la norma, como lo era en tiempos atrás.

Las sustancias y productos considerados "alimentos" hoy dia, son bastante diferentes ya que la mayoría son procesados y refinados de composición muy diferente a su forma natural.

Alimentos nutritivos, son sustancias naturales, frescas, sin procesar y sin preservativos o sustancias químicas añadidas durante su cosecha o luego para prolongar su fecha de vencimiento. Así es como se comía en nuestros pueblos en el ayer, y a esto me refiero.

Cuantos de nosotros no hemos tenidos algún familiar o hemos sabido de alguien de tiempos atrás que llegaron a vivir una vida larga y saludable? Seres queridos que fallecieron de avanzada edad, siempre siendo y manteniendo su salud? Vidas productivas en pueblecitos de campos y montañas lejos de atención médica accesible, en épocas anteriores de tantas medicinas y problemas de salud como los que tenemos hoy dia? Como ellos lograron mantener su salud, con el poco cuidado médico de aquellos tiempos?

En parte por su constitución hereditaria y por otra parte por su ambiente sano. Factores similares en muchos aspectos, a los de hoy.

Mi abuelo por ejemplo fue un campesino en un pueblo de campo de Cuba. Fumaba casi todo los días, cigarrillos de hojas de tabaco cosechada de fincas cercanas, enrolado por el mismo. Producto de cultivación a mano, sin maquinaria y sin pesticida. Se daba su traguito de bebida de vez en cuando y visitaba al médico solo cuando tenia oportunidad, típicamente cuando el médico pasaba por el pueblo.

(no estoy insinuando con esto, de que se debe fumar, beber y evitar al médico!).

Mi abuelo, como algunos de sus familiares y la mayoría de las personas que vivián en aquel tiempo, se levantaban temprano para ir a trabajar. Como campesino, era un trabajo duro, y físico, sembrando, cosechando y atendiendo a sus animales de la finca.

Un trabajo desde el amanecer, hasta la tarde, dia tras dia, semana por semana y mes por mes. Un trabajo fuerte que cansa, pero que tambien lo mantenía activo físicamente al igual que mentalmente.

Sabia que no podía dejar de ir a trabajar al campo. Las siembras necesitaban cuidado, al igual que sus animales, y su familia dependían de el. No había tiempo ni de pensar en enfermedades, ni de sentirse triste, deprimido o sobre trabajado. Al contrario, toda esta responsabilidad le daba aun mas propósito, deseo y necesidad de vivir.

El trabajo activo e fuerte, combinado con alimentos naturales y frescos, muchas veces cultivados en la misma finca, para consumir el mismo dia. Alimentos cosechados y criados sin fertilizantes químicos, sin hormonas o antibióticos. Alimentos comunes, de rutina en aquel tiempo, pero que hoy solo existe en algunos mercados, en cantidades limitadas y que se denominan orgánicos.

Las comidas procesadas y enlatadas (que son típicas de hoy), se podían conseguir, aunque de forma limitada, ya que eran mas caras y de menos variedad. Pero como todos los que tenemos familiares mayores en países latinoamericanos sabemos, que se evitaban en preferencia a productos naturales y frescos que se conseguían fácilmente en cualquier mercado del pueblo. A diferencia de la alimentación de hoy.

En aquellos tiempos no existía el gran número de sustancias químicas, aditivas y preservativos que se le añade a las comidas durante su cultivación, procesamiento o preservación como hoy dia.

No existían azucares artificiales o azucares de fructosa derivado del maíz, usado para darle sabor a las comidas. No existía el sulfato de sodio para mantener una comida fresca por meses, como existe en la mayoría de las comidas que hoy consumimos. Todo lo que se consumía, era natural, desde la carne a los vegetales a las frutas.

Se comían alimentos de forma más natural, de la tierra al plato, con poca alteración.

Todo esto fue cambiando, debido al estilo de vidas que se desarrolló en los EUU y a manera que la tecnología y la ciencia fue avanzando.

En los EEUU, y luego a través de los países de Europa, la expansión de la segunda Guerra mundial, causó una necesidad nunca anteriormente visto, en la necesidad de alimentar a una multitud de personas. Se produjo un aumento en las necesidades alimenticias no solo de las tropas estadounidense sino también la población de los EEUU y luego de las diferente poblaciones afectadas en Europa y a través del mundo. Recuerden que en estos tiempos, los EEUU, se convertía en un país industrializado, y comenzaba a avanzar la mecanización, pero todavía era básicamente un país mucho mas agricultor de lo que es hoy, con miles de fincas y productores agrícolas independientes.

Para poder lograr un aumento en las cantidades de producción y poder establecer la misma consistencia, calidad y fuente continua sin interrupción de estos productos, necesarios para poder suministrar las miles de toneladas de alimentos que se requería, se empezó a fabricar y luego a utilizar diferentes abonos, fertilizantes y sustancias químicas como pesticidas. Para asistir y suplementar las cosechas de las múltiples fincas pequeñas, independientes regadas alrededor del país, compañías industriales comenzaron a formar parte de la industria del cultivo de alimentos, y con esto comenzó a establecerse las primeras súper fincas. Fincas cuyo tamaño era de cientos, de hectáreas para producir cantidades inmensas de un solo producto alimenticio que se necesitaba en aquel tiempo. Al ser tan inmensas estas fincas, se necesitaba maquinaria para ayudar a sembrar, cultivar y luego recoger la cosecha, ya que un hombre o una familia no podía solo. Como las necesidades y cantidades de estos alimentos eran tan esencial para los soldados, la Guerra y el futuro del país, se comenzó a desarrollar nuevas sustancias químicas y tecnologías y utilizar sustancias como fertilizantes, y pesticidas para acelerar la cosecha y aumentar la cantidad producida.

Recuerde de nuevo que los alimentos producidos no solo serian enviados a los soldados, sino también para la población de los EEUU, así como las poblaciones de muchos de nuestro aliados afectados por la Guerra. Inglaterra, Italia, Francia, Alemania y otros países fueron bombardeados con regularidad y sus infra-estructuras, incluyendo las factorías relacionados con la producción de alimentos, sufrió grandes pérdidas. Había hambre en las diferentes poblaciones a través de Europa y fue los EEUU en parte, quien le enviaba toneladas de alimentos básicos a la semana.

Todo estos alimentos, provenían de toda las partes y regiones de los EEUU. Los alimentos necesitaban mantenerse de forma consumible por semanas y aun meses. En aquellos tiempos antes de las computadoras, era un gran problema logístico, el trabajar con toneladas de diferente tipos de alimentos, de buscar manera de surtir, de procesar, de preservar, de almacenar y luego de enviarlas a decenas de miles de kilómetros de distancia. Con frecuencia se perdían grandes cantidades de productos alimenticios por su deterioro y descomposición.

Al igual, que los cambios y avances en la cultivación de alimentos, tambien hubo similar cambio en la cría de ganados y otros animales de alimentación humano. Se comenzó a industrializar esta industria y como consecuencia se buscaron diversas maneras para poder aumentar la producción de carnes. Entre uno de los primeros usos de la ciencia de alimentación, fue el de reducir el tiempo que se necesitaba para que un animal de alimentación creciera a madurez, y el uso de la administración de antibióticos para protegerlos contra enfermedades.

Así que los años de Guerra, dió desarrollo y creación a una industria de alimentación nueva, en el campo de la tecnología agrícola, dirigida por grandes compañías y corporaciones que poco a poco tomaron el rol y re-emplazaron las fincas y granjas independientes. Debido a su éxito en el aumento de la producción de alimentos y carnes, tuvo como consecuencia el establecimiento de otra nueva industria, la de la tecnología para la preservación de alimentos para su uso prolongado.

Estos preservativos fueron productos científicos creados para poder extender la duración y vida media de alimentos, lo que permitió que alimentos de toda clase, pudieran ser envasado y enviado a largas distancias. Estos a su vez hacían que las comidas duraran mucho mas tiempo, que anteriormente posible.

Otro descubrimiento de estos tiempos fue el comienzo de la producción de las comidas congeladas, alimentos de los cuales en una o otra manera forman parte hoy dia de nuestra nutrición.

Al mismo tiempo, para fines de los '40's los hermanos McDonald comenzaron en California a introducirle al mercado un nuevo sistema de comida, al que luego se le dio el nombre de "comidas rápidas". Comidas de poca variedad, de un solo tipo de clase, y compuesto de productos previamente producidos y altamente procesados. Componentes de comidas que luego eran fabricados por trabajadores o obreros sin ninguna educación de cocina, en forma de línea de ensamblaje.

Después de la Guerra mundial, comenzó una era de prosperidad en los EEUU. Muchos de los soldados regresaron al país, se casaron, formaron familias y se radicaron por todas parte del mismo, especialmente en lo que era cuando aquello una nueva frontera, en el Oeste de los EEUU, extendiendo geográficamente la población de costa a costa. Esta expansión fue posible por la construcción de represas hidro-eléctricas, así como el sistema de carreteras Inter-

Estatal Nacional que comenzó en 1956, que creo la infra-estructura necesaria para facilitar el transporte a través del país entero.

Otra factor que cambió nuestro sistema de nutrición para siempre fue la expansión de los establecimientos de McDonald por medio del concepto de la franquicia. Debido a su bajo precio y conveniencia, muchas personas acudían a estos tipos de restaurantes, lo que causó que la marca McDonalds se expandiera rápidamente a través de los EEUU. Al ser franquicia, los productos alimenticios que se usaba para formar el menú, como la carne de res, carne de pollo y puerco, papas, lechugas, y tomates tenían que ser adquiridos en cantidades grandes. Mas importante aun, estos productos necesitaban ser de la misma consistencia y uniformidad, para obtener la misma calidad y sabor en todas las franquicia a través del país entero.

Esto causó, que hubiera la necesidad de una estandarización en la cría de animales y la cultivación de las mismas clases de los productos y componentes alimenticios, que se utilizaban para poder lograr los sabores y olores que asociamos con estos establecimientos.

Al seguir expandiéndose McDonald's y con la creación de otros restaurantes de tipo de comida rápida como Taco Bell y otras, la demanda de las cantidades necesarias de estos productos básicos siguió en aumento.

Con la continuada producción elevada de alimentos y carnes, que se mantuvo luego de la Guerra, la dieta alimenticia de las personas en los EEUU comenzó a cambiar a lo que se conoce hoy dia como dieta tipo "Occidental". O sea, comida adquirida rápidamente con poca espera, de bajo precio y buen sabor, pero de alta caloría y contenido de grasa saturada y con poco valor nutricional. El aumento en la producción de carnes y alimentos debido a la maquinación, y practicas de cultivos nuevos, hizo que la nación se convirtiera en uno de los países del mundo con los precios mas bajos de carne. La población tenia al igual que hoy, un acceso al consumo de carnes, prácticamente sin restricción.

Este hábito alimenticio, es muy diferente al de nuestros antepasados que tradicionalmente eran cazadores y recolectores, alimentándose de plantas y frutas, y esporádicamente cuando hubiesen alimentos disponibles.

La modificaciones de los alimentos, la cría de animales, los cambios en la cultivación de cosechas y los descubrimientos de tecnología científicos, agrícolas que fueron dirigidos por corporaciones, fue otro paso que le siguió a la industrialización alimenticia que existe hoy dia.

Salimos de una Guerra, y entrábamos en otra, esta vez en una

"Guerra Fría" con la Unión Soviética y sus aliados. Durante estos tiempos se desarrolló la carrera de exploración espacial, la NASA fue creada, las fuerza aéreas EEUU se expandió y nuevas técnicas científicas se desarrollaron. Se descubrieron nuevos materiales y sustancias químicas que permitieron la creación de otra sustancias.

Los plásticos, el nylon y otros materiales sintéticos fueron desarrollados de moléculas simples y componentes básicos.

Del mismo modo, se necesitaba encontrar otras maneras para poder cambiar la composición de alimentos en sus componentes básicos, con fines militares y para el uso de los astronautas en el espacio. Por primera vez, no solo se comenzó activamente a buscar modificaciones diferentes de alimentos básicos sino que tambien se empezó a crear nuevos alimentos logrados por científicos. En 1957 se desarrolló una bebida con sabor a naranja que aun existe en mercados hoy dia, llamado *Tang®*. Sus ventas aumentaron cuando la NASA escogió este producto para el uso de los astronautas en misiones espaciales. Luego, siguieron investigaciones en el campo de la alteración química de compuestos, cambiando la composición de otros alimentos. Cuantos no se recuerdan de "alimentos" deshidratados y envasados en tubos de aluminio, desarrollados para los astronautas?

En estos tiempos se crean diferentes endulzadores artificiales como alternativa al azúcar. Endulzadores como el aspártame, en 1965, acesulfame-K en 1967 y la sacarina durante la décadas de los '60's y '70's.

Fue en estos tiempos que también se produjeron muchas tecnologías nuevas para la preservación de alimentos, así como la empaquetación de los mismos. Envases compuestos de una nueva sustancia conocida como "plásticos" comenzaron a salir al mercado, re-emplazando las botellas y envases de cristal. Además de los azucares artificiales, (muchos de los cuales no contienen calorías y por lo tanto se considera como una de las primeras sustancias de "dieta"), se desarrollaron una multitud de sustancias químicas para la preservación de alimentos.

Sustancias como: sodio, nitratos, sulfatos, bisulfato de sodio, almidón, almidón de maíz, colores artificiales, sabores artificiales, aceites hidrogenados, cloruro de potasio, mono y di-gliceridos, aceite de soya, glutamato de monosodio , harina de soya, lecitina, fosfato dipotasio y muchos otros, que se siguen usando hoy en dia en la industria alimenticia.

Les invito a que escojan un envase o lata de alimento de sus cocinas cuando pueda, o cuando vayan al mercado, y lean alguno de los ingredientes que se encuentran en sus comidas favoritas. Miren la cantidad de sustancias químicas que contienen como preservativos y de azúcares que usted está ingiriendo y sirviéndoles sin conocimiento, a su familia. Irónicamente una sustancia que no falta en la mayoría de las comidas y productos procesados que compramos en el mercado, es el mono sodio de sulfato, mejor conocido como "sabores artificiales". Las comidas de hoy son tan procesadas y alteradas de su forma natural que hasta hace falta añadirle otra sustancia química para darle sabor a lo que ingerimos. Que locura!

Así llegamos a la condición alimenticia del presente. Como consecuencia del cambio de estilo de nuestras vidas, y la industrialización del sector agrícola, hoy dia la gran mayoría de productos alimenticio que se consigue en el país, proviene de solo unas cuantas corporaciones. Una misma fuente de origen, que luego suministran sus productos bajo diferente nombres. La lechuga que se compra en Chicago, es cosechada, procesada y suministrada por la misma compañía que le envía lechuga a Los Ángeles, Nueva York y otras ciudades. La escala de producción del producto individual requerida, la tecnología necesaria para lograr esa escala de producción, ha causado una centralización de producción a favor de grandes corporaciones multi-nacionales a expensa de la continuada disminución y desaparición de las fincas privadas que crían y cosechan de forma natural, orgánica, y sin industrialización.

En los años '70's, las 5 compañías Americanas mas grandes de producción agrícola, controlaba el 25% del mercado agricultor. La ciencia siguió avanzando a grandes pasos y comenzó a aplicarse nuevas tecnologías en el cultivo de productos de alimentación. Para aumentar la eficiencia y reducir el costo de los productos cosechados, las fincas industriales fueron creciendo, y hoy sus tamaño son de miles de hectareas. Sus cultivos son hechos mas eficiente, a través de la mecanización que era dirigida por computadoras, y satélites posicional, de tipo GPS, todo lo cual después de una inversión multi-millonaria inicial, ha logrado reducir el costo final, de los productos.

Pocos agricultores independientes pudieron competir con estas corporaciones, y muchos dejaron de existir.

Hoy dia, esas mismas compañías que controlaban el 25% del mercado agrícola en la década de los '70, controlan el 80%. Menos selección, menos variedad y en realidad como consumidores se nos ha limitado el poder selectivo sobre el tipo y clase de alimento que podemos comprar en los mercados.

Hoy dia podemos conseguir cualquier clase de frutas, vegetales y otros alimentos durante el año, ya que se puede adquirir estos alimentos fuera de temporada. Una de las razones de esto, es que se traen de otros estados o de otros países donde su cultivo es a base de abonos, pesticidas y otras sustancias químicas que han aumentado las cosechas.

Muchas de las frutas y vegetales que compramos en los mercados contienen y mantienen residuos de pesticidas y otras sustancias.

Estas, penetran las raíces de las plantas y llegan a formar parte del producto final. La siembra de la misma clase de semillas continuamente, sin el cambio del tipo de producto sembrado, causa la falta y escasez de minerales naturales específicos. Dato conocido por cualquier agricultor.

Sin embargo usamos de manera repetitiva, abonos compuestos por alto contenido de fósforo, nitrógeno y moléculas de oxígeno, a expensa de una variedad mas completa y un surtido de elementos y minerales que solo se encuentra en tierras sin adulterar. El Environmental Working Group, (www.ewg.org), una organización localizada en Washington D.C., compuesta de científicos e investigadores que se ocupan en estudiar e informar al consumidor sobre gestiones ambientales, pública anualmente una lista de las frutas mas contaminadas en venta, debido a los niveles de pesticidas usados en su cultivación.

Las frutas mas contaminadas incluyen en orden descendente: las manzanas, el chile dulce (pepino), el apio, nectarinas, fresas, cerezas, peras, uvas, la espinaca, y papas.

Se le avisa y recomienda a usted o alguien en su familia que le guste algunos de estos alimentos que siempre que puedan, traten de comprar estas frutas cosechadas orgánicamente.

Alimentos cosechados con baja cantidad de pesticidas y aún mas seguros incluye: papaya, brócoli, la col, plátanos(banana), el kiwi, guisantes congelados, espárrago, mango, la piña, maíz congelado, aguacate y la cebolla.

El uso común de abonos y pesticidas resulta en otro problema de salud publica. Un 70% de todo el agua fresca disponible a nivel mundial, se utiliza en la industria agrícola. La continuada irrigación de cosechas tratadas y expuestas a tantas sustancias químicas, causa la contaminación del agua usada. Cada año esta agua drena y contamina de la tabla de agua subterránea y el acuífero, que forman el origen de la mayor parte del agua potable de las grandes ciudades.

No solo estamos expuestos a sustancias ajenas en las comidas, sino tambien en el agua potable que necesitamos.

Estos compuestos usados durante la cría y cosecha de productos alimenticios, los abonos, fertilizantes, pesticidas, los preservativos y compuestos químicos que se le van añadiendo durante el proceso de descomposición y reformulación de productos alimenticios que consumimos hoy, actúan, produciendo estímulos nocivos que desencadenan los procesos de inflamación crónica, que frecuentemente se vuelven en trastornos crónicos, tan frecuentes en nuestras sociedades avanzadas.

Con mas frecuencia se están produciendo mas alimentos que han sido cosechados de semillas manipuladas genéticamente, para que sean mas resistente a diferentes hongos, y enfermedades, al igual que para que rindan mas cantidad. Algo curioso sucedió a partir de los años '80's. Durante estos años, la corte Suprema de los EEUU permitió la manipulación genética de alimentos y reconoció que los productos formados como resultado de alteraciones genética, podrían ser productos de tipo original, único, protegido por las leyes de protección del tipo de producto intelectual, y propiedad exclusiva de las corporaciones que las fabricó.

Al pasar estas leyes, las compañías multinacionales lideres en el sector agrícola, tomaron la iniciativa y desarrollaron semillas manipuladas genéticamente para poder aprovecharse de estas nuevas leyes de protección. Se comenzó a crear semillas manipuladas con el Þn de provenirles resistencias a pesticidas, micro-organismos y a condiciones ambientales como sequía. Al ser semillas alteradas, estaban bajo la protección de leyes de propiedad, y cualquier uso de estas, tenia que ser con el permiso y a disposición de la directiva de las grandes compañías. Comenzó la era de las ventas de nuevas semillas alteradas genéticamente y promocionadas, siendo de mejor calidad y valor. Lo que resultó, es que hoy dia existe un monopolio por un pequeño grupo de corporaciones que dominan este sector de alimentos producidos por la manipulación genética de semillas.

Como consecuencia, tenemos que las semillas de los alimentos comunes siguientes son de alteraciones genéticas. El 93% de las cosechas de la soya, el aceite de canola, y el aceite de algodón cultivados en los EEUU. El 86% del maíz proviene de semillas alterada genéticamente, y para el año 2012, se espera la venta de arroz manipulado genéticamente.

El uso de semillas alterada genéticamente no es exclusivo de los EEUU, ya que Brasil, Argentina y la India se unen como productores principales de estos alimentos modificados. Recuerden tambien que los campesinos de estos países pobres como la India, compran estas semillas pensando que lograran mayor cantidades de producto, pero al ser estas semillas propiedad de las compañías multinacionales que las desarrolló, a un costo por semilla mucho mas alto que las semillas naturales.

Un 75% de los alimentos procesados en venta en los mercados de los EUU contienen ingredientes procedente de la manipulación genética. (www.gmaonline.org).

En la cría de ganados y otros productos de carne para la alimentación, la manipulación e interferencia con los procesos de la naturaleza es aun mas notable.

Tradicionalmente, los ganados de carne y las vacas productoras de leche, han sido animales herbívoros. Las gallinas y pollos son animales que ademas consumen granos y otras sustancias naturales.

Herbívoros porque desde el inicio de los primeros tiempos, estos animales han consumido una dieta basada de hierbas. Durante el día, se mantenían en amplios terrenos y se alimentaban de los pastos.

Como consecuencia, su crecimiento y aumento de peso de forma natural, era un proceso que tomaba mas tiempo. El consumir su dieta tradicional, basada en el consumo de grandes cantidades de diferente hierbas, la carne de estos animales contienen una mayor cantidad de ácidos grasos esenciales, y saludable conocido como Omega 3. (Hablaremos mas sobre las grasas esenciales, luego).

Los pollos y las gallinas criados de forma natural, tradicionalmente requerían en un promedio de 70 días desde que saliera de su cascaron a madurez y listo para procesar. Al igual que los ganados y vacas, el alimento tradicional de los pollos/gallinas consistía de hierbas con sus nutrientes naturales encontrado en la tierra, que se consumía durante los días afuera al aire libre, en actividad y recibiendo sol.

Lo que existe hoy en la industria de los animales criado para la alimentación humana es muy diferente y triste.

Si recuerdan, se menciono que hoy dia, existen solamente 4 o 5 corporaciones multinacionales en los EEUU, que controlan la mayoría de la industria alimenticia y esto incluye la industria de los animales para la alimentación humana. Recuerden tambien que esta centralización y control del mercado comenzó como respuesta a las necesidades establecida por los restaurantes de tipo franquicias, que requieren millones de toneladas de carnes mensuales, que sean de la misma composición, tamaño, y sabor.

Para poder aumentar la producción de carnes, se tuvo que cambiar por siempre la manera en que se cría estos animales. En vez de permitir que crezcan y maduren de forma tradicional en pastos grandes consumiendo hierbas y granos, lo que existe hoy son fincas y campos industriales concentrados, que contienen cientos de miles de estos animales.

Los pollos se mantiene enjaulados, agrupados y juntos sin espacio, en casa de crías con ambientes controlados. Las crías de gallinas ocurren en completa oscuridad, sin luz natural y sin aire natural.

Nunca ven la luz del dia y nunca salen durante sus vidas afuera de este ambiente. Se pasan las 24 horas del dia recluidos y confinados en espacios pequeños y restringidos. Pueden imaginarse que las condiciones sanitarias que resultan son pocas y pueden tambien imaginarse de los olores concentrados de excremento y amoniaco, su bi-producto que existen en estas casas de poca ventilación.

Debido a que se encuentran miles de gallinas y pollos en estas condiciones, se le administra de forma rutinaria antibióticos para prevención de bacterias y enfermedades. Se les alimentan no con sus dietas tradicionales de hierba y granos sino por compuestos científicamente fabricados, basados en componentes de maíz para producir un aumento de peso mas rápido.

Cuando McDonald necesitó un aumento en la cantidad de pechuga de pollo, que necesitaba ser de la misma consistencia y tamaño para un producto nuevo, se desarrolló una nueva clase de pollo.

Se creo genéticamente un pollo, para que desarrollara y madurara con mayor tamaño de pechuga. Cada vez que hoy dia comemos pedacitos de pollos fritos, estamos comiendo una comida producto de pollos que fueron creados genéticamente.

Esta misma compañía se convirtió en la mas grande proveedora de productos de carne de pollo y de res en los EEUU, suministrándole a 88 de las 100 mas grandes empresas alimenticias de franquicia.

Lo que ha resultado es un "producto" uniforme, de poca variedad y variación a lo que se requiere por las franquicias. En vez de una maduración natural típica de 70 días, estos animales están listo para el matadero en solo 48 días. Solo con este ejemplo de la cría de pollos y gallinas se puede empezar a entender la diferencia entre una cría de animal tradicional y típica de las dietas de nuestros abuelos, a lo que estamos comiendo hoy.

La cría de ganados, puercos y otros animales para el consumo humano, son de estilo parecido, controlado por unas pocas corporaciones que le suministran "producto" a todo el país.

Recuerden la disminución en el numero de compañías productoras de alimentos. La compañía mencionada en relación a la producción de pollos, fue adquiriendo un total de 20 compañías productoras de alimentos durante una temporada de 20 años, convirtiéndose en el líder en la producción de animales para consumo.

Las crías de estos animales ocurren en fincas corporativas industriales inmensas en tamaño, que se conoce por su apodo en ingles de CAFO, las iniciales de las cuales traducido al Español significa operaciones concentrada de alimentación de animales. En vez de ser alimentado por medio de sus dietas tradicionales basado en hierbas y granos, se comenzó a utilizar alimento basado en el maíz, que resulto ser mas barato y que engordaba los animales mas rápidamente, disminuyendo su tiempo de crecimiento, reduciendo su costo y resultando en mayores ganancias financiera.

Alimentos basados en el maíz engordan y aumentan de peso mas rápidamente, debido a que el maíz contiene un valor calórico mas denso que dietas naturales tradicionales. Como consecuencia, la carne que resulta es de un alto contenido de ácidos grasos tipo Omega 6 a diferencia al Omega 3, que resulta de animales que consumen hierbas.

Ademas de estas dietas alteradas y atípica, a los ganados al igual que a los pollos y otros animales, se le limita su movimiento.

Siendo animales mas grandes, es imposible mantenerlos encerrados en una estructura como las gallinas, pero son mantenidos acorralados en áreas relativamente pequeñas, para prevenir su movimiento de larga distancia, el correr o ejercer actividades física, ya que esto quema calorías y disminuye su peso. Lo que resulta es un proceso altamente estudiado, refinado y calibrado para producir animales de poca variación.

Tradicionalmente, en algunos países la soya al igual que las hierbas, tambien han formado parte de la materia prima tradicional de alimentos para ganados.

En países europeos, la soya tenia que ser importada ya que las condiciones ambientales y climáticas no permitía su producción. Al aumentar el costo de la soya, los ganaderos buscaron alternativas mas asequibles. Se comenzó a usar alimentos fabricados y compuesto por desperdicios de animales sacrificados en el matadero. Pedazos de los restos de los cuerpos y cadáveres de pollos, ovejas y cerdos, incluso pedazos de animales enfermos o lesionados, al igual que de los restos de ganado molido y cocinado, utilizados como suplemento proteico.

El uso de esta clase de alimentos aceptable en esas décadas fue una de las causas principales responsable por los brotes de encefalitis de ganados que ocurrió en Inglaterra al final de la década de los '80. Esta enfermedad se dio a conocer como la encefalopatía espongiforme del bovino, o Mad Cow en ingles.

A partir de el 2001, la clonación de animales comenzó a darse a la luz.

Productores de estos animales, permitieron que la Administración de Alimentos y Drogas (FDA) de los EEUU realizara un estudio en la seguridad de estos alimentos antes de empezar a utilizar animales clonados para el consumo humano. En el 2008 la (FDA), dio permiso para la venta de carnes y leche de ganados y vacas clonados, pero prohibió venta de cerdos y chivos creados por proceso de clonación ya que había insuficiente información disponible en ese momento para poder permitir el consumo de estos últimos grupos. La venta de carnes producto de clonación en los EEUU hasta ahora es limitada y casi inexistente.

En adición a los factores de nutrición utilizados para el acorralamiento y clonación de animales de consumo humano, existen otros factores importantes a reconocer.

Vacunas. Las vacunas se administran en animales adultos de consumo humano básicamente en dos formas.

Ya que estos animales se crían acorralados, la primera administración de vacunas a ganados es para la prevención de enfermedades contagiosas y para lograr que el animal sobreviva hasta que estén listo para el matadero. La segunda, es la de administrar vacunas a los ganados adultos, con el fin de mejorar la sobrevivencia del animal y también para proteger el feto aun no nacido y mejorar el estado reproductivo del animal.

Antibióticos. Sabia usted que el SETENTA por ciento (70%) de todos los antibióticos fabricados en los EEUU anualmente, o unos 25 millones de toneladas, es para suministro a ganados!! (Scientific American Jan 10, 2001).

Hormonas. Ademas de los antibióticos a partir de 1994, se sintetizo y utilizó por primera vez la hormona somatotropina del bovino. Su administración a vacas produce un aumento de aproximadamente 18 kilogramos, en la cantidad de leche que produce cada vaca por dia. Ganancia en la producción de leche, a expensa de un aumento de 25% en la mastitis del animal y una reducción de un 40% en la fertilidad. Actualmente el 60% de la leche producida para consumo humano en los EEUU, es producto de vacas no inyectadas con esta hormona. Los EEUU es el único país desarrollado, que permite que sus habitantes tomen leche proveniente de vacas que recibieron hormonas, ya que los países de la unión Europea, Australia, el Canada, y otras prohíben su venta.

En septiembre 2010, en una presentación ante una corte de apelación en los EEUU, se demostró que las leche proveniente de vacas que se les administró la hormona de crecimiento, contenían niveles elevados de la hormona IGF-1 y con niveles mas alto de pus, lo que hacia que las leches se convirtiera mas agria mas rápidamente. (www.grist.org/article/food).

Hay un sin número de publicaciones para ganaderos, informando de los beneficios lucrativos del uso de implantes de crecimientos en becerros que están amamantando.

Se mencionan 3 diferentes tipos de implantes compuestos de: estradiol benzoate y progesterona, otro compuesto por zeranol, y el ultimo por estradiol o estradiol, todas formas de hormonas sintéticas. Su recomendación no consiste en que de alguna forma mejorara la calidad del alimento o resultara en un producto mas saludable, sino que a los becerros que se les administra estos compuestos, aumentaran de peso mas rápidamente mejorando las ganancias financieras del productor. Según el mismo articulo, en 1997 solo el 14% de productores pequeños (menos de 300 vacas) utilizaban estas sustancias, pero el 55% de los productores grandes (mas de 300 vacas), si lo utilizaba con frecuencia. (http://aces.nmsu.edu/pubs/_b/b-218.pdf).

Estas hormonas, antibióticos y vacunas se encuentran en pequeñas cantidades en los tejidos y músculos del animal que luego consumimos. Se piensa que con los años, el consumo de estas pequeñas cantidades de sustancias, produce acumulaciones que desencadenan procesos inflamatorios sub-agudos que contribuyen a enfermedades y condiciones digestivas crónicas de las cuales muchos padecemos.

Procesos inflamatorios sub-agudos que en parte suceden debido al consumo o efecto acumulativo de estas pequeñas cantidades de antibióticos y sustancias aditivas, que de forma crónica, año tras año altera e irrita al organismo humano.

Alteraciones que tambien consisten en síntomas inespecíficos de malestar digestivo, debido a que estos procesos dañan la flora intestinal normal del intestino.

La flora intestinal y el microbiomo

Al nacer, nuestro tracto digestivo se encuentra en una condición estéril, pero rápidamente se empieza a colonizar con miles de especies de bacterias diferentes. En el intestino humano, normalmente se encuentra un promedio de 100 a 200 trillones (100-200,000,000,000,000,000) de micro-organismos, virus y bacterias diversas, que colectivamente se conoce como microbiomo. Estos, con un peso total de aproximadamente 4 libras o 9 kilogramos, son esenciales e indispensables para el funcionamiento digestivo normal. Existen un microbiomo parecido, localizada en la superficie de la piel, pero principalmente forman parte de el tracto digestivo y la flora intestinal de la persona, para ayudar con los procesos de la digestión de alimentos y el mantenimiento de las funciones inmunológicas del individuo.

Son importantes componentes en la prevención de ciertas enfermedades, y en la regulación de procesos inflamatorios del tracto digestivo, todos los cuales juegan un rol para mantenernos saludables y prevenir trastornos gastro-intestinales. Recuerden que la mayoría de estas bacterias son bacterias buenas, que funcionan a nuestro favor para mantenernos saludable. Pero existe tambien bacterias malas y dañinas, que se mantienen bajo control, por el acido gástrico y otros procesos biológicos del cuerpo.

Alteraciones de las bacterias y micro-organismos normales del tracto digestivo, se ha encontrado que es la causa de algunas enfermedades como el colon irritable y la fibrosis cística. Estudios recientemente realizado en la Universidad de Duke en los EEUU, tambien indican que un desbalance de estas bacterias que forman parte normal y existen en nuestros cuerpos, o microbiomo, ademas puede ser responsable de alergias, diabetes y la obesidad. Estas asociaciones son diferentes a lo que hemos previamente pensado en cuanto a la relación de bacterias con el desarrollo de ciertas enfermedades. En la actualidad, se ha descubierto que la biodiversidad del microbiomo, es un componente necesario y responsable para el mantenimiento de la salud y no la causa de enfermedades como muchos lo han pensado. Hallazgos nuevos y muy interesantes.

El abuso en el consumo de antibióticos, incluyendo las pequeñas cantidades que hemos estado ingiriendo de manera crónica con el consumo de algunas carnes y comidas, (como verán mas adelante), contribuyen a muchos de los trastornos digestivos de los cuales muchos padecen hoy dia.

Es debido a esta realidad que se ha ido aumentando la venta de una clase de suplemento denominado pro-bióticos. Creado en la década de los '80, se usa frecuentemente hoy dia para mejorar la digestión y específicamente para tratar de ayudar a re-emplazar un balance en la ß ora intestinal del tracto digestivo.

La definición de pro-bióticos, según la Organización de la Salud es:

"micro-organismos vivos, que suministrado en suficientes cantidades, resulta en un efecto saludable".

Los probióticos son sustancias cultivados y compuestos por millones de bacterias y enzimas productos de esas bacterias que se toman por vía oral, con el propósito de añadir y aumentar el número de bacterias buenas presente en el tracto digestivo. El suplemento de probióticos ayuda a mejorar la motilidad, la regulación, y reparación de los procesos ya mencionados, común al tracto intestinal. El uso indiscriminado de antibióticos se ha convertido en un problema serio en nuestra sociedad, resultando en la mayoría de los casos en trastornos digestivos.

De cada 10 pacientes que veo como cardiólogo, de 7 a 8 toman medicamentos para la acidez. Medicamentos que tal vez hayan sido necesarios en el pasado, pero que por costumbre o facilidad se continuan recetando, y tomando por meses y años.

Como médico, no sabemos muchas veces porque las personas están sufriendo de trastornos o malestar digestivos. Con frecuencia, pensamos que probablemente sea algo relacionado con la comida y la producción de acidez y lo tratamos de controlar con el uso crónico de medicamentos fuertes, que actúan para suprimir la producción de acido gástricos. Como un ciclo vicioso, tómamos medicina para la acidez, que disminuye la producción de acido sin lograr mejoría, porque el problema no se localiza en el estomago sino en el tracto digestivo-intestinal. Pero el efecto del uso continuo de estos medicamentos anti-ácidos, si permite un aumento de las bacterias malas que en torno causan aun mas molestia abdominales y están asociada a contribuir a la osteoporosis.

Las bacterias mas comunes que forman los probióticos incluye la lactobacilos y la bifidobacteria. Probióticos vienen como suplementos en forma de capsulas o añadidos a un alimento como la soya o en productos lácteos como la leche y el yogurt.

Otra factor que se esta reconociendo con mas frecuencia es la alergia a diferentes productos alimenticios. Hay personas que naturalmente son alérgicos a la soya, al trigo y al maíz. Al igual que los síntomas causado por alteraciones de la flora intestinal, muchas veces el individuo se encuentra con trastornos digestivos inespecíficos, manifestado por llenura, cansancio crónico, falta de energía, acidez, dolores generalizados etc., y no es obvia la causa.

Puede ser que una alergia a un componente de la alimentación, los antibióticos o alguna proteína contenida en la carne de estos animales o al alimento altamente procesados, sea los responsables por los síntomas.

Pueden empezar a darse cuenta de la importancia que tiene la calidad de los alimentos que consumimos y el rol de la nutrición para nuestra salud y la de nuestros hijos?

El rol del maíz.

Como previamente se menciono, la comida tradicional de los animales fue cambiando hasta que finalmente se utilizan alimentos compuestos del maíz. Esto se debe a que a partir de 1995, el gobierno de los EEUU comenzó a otorgar subsidios a productores de maíz, resultado de la influencia de estos intereses corporativos. Estos subsidios se les otorgó a productores de granos alimenticios, específicamente granos de soya, trigo y maíz. La mayoría de los subsidios cayó en manos de productores de maíz a los quienes se les otorgó desde ese tiempo, una cifra que sobrepasa los $74 billones de dólares. Esto ha resultado, en la producción de maíz en cantidades masivas con un costo final por debajo del costo de su producción.

Debido a su bajo costo, el maíz ha sustituido a las hierbas y alimentos naturales tradicionales para formar el componente principal del alimento para animales. Ademas se logró poder descomponer el maíz a sus componentes moleculares básicos, y formular una gran variedad de sustancias, muchas de las cuales tienen uso en productos alimenticios.

Un 90% de los productos que compramos contienen algún elemento de maíz, esto incluye la pasta dental, pilas (baterías), jugos, y salsas. Según un articulo Publicado en el *National Geographic News,* 10.28.2010, un análisis químico de comidas populares del tipo franquicia, indico que el maíz, en alguna forma aparece como ingrediente principal en la mayoría de los productos, especialmente en la carne.

Del maíz proviene una forma de endulzador y azúcar sintética llamada sirope de maíz de alto fructosa. Este componente es un endulzador barato que se encuentra en la mayoría de las comidas procesadas. Es una sustancia de alta caloría, que le da dulzura a los refrescos, cereales, galletas dulces y muchos productos que consumimos. Un 10 % de las calorías totales que se consumen en average en los EEUU, se deriva de sirope de maíz de alto contenido de fructosa. Este detalle tiene gran importancia en las epidemias de salud que se presenta en los EEUU y otros países.

Cultura y alimentación

Hoy dia, en los EEUU la mayoría de las cadenas de mercados nacionales contienen una gran sección de productos "étnicos".

Dependiendo de la ciudad o barrio, también se puede encontrar mercados familiares con mas selección de comidas típicas del país de origen de las personas que viven a su alrededor. La cultura de la persona forma una parte integral muy importante para entender el porque seleccionamos el tipo de alimento o comida que comemos.

Es producto de nuestra historia cultural que el subconsciente nos dicta muchas veces, la selección de alimentos que consumimos.

Nuestros gustos variados en los diferentes platos de comida, al igual a las razones por los cual evitamos otras clases de alimentos.

Subconscientemente porque muchas veces no nos damos cuenta porque escogemos los alimentos al realizar las compras o cuando seleccionamos lo que comemos. Hay alimentos que para un grupo puede ser desagradable pero para otro ser algo de gran aprecio. Hay platos que se consumen en ocasiones especiales, en celebraciones típicas de cierta región y culturas, que se puede considerar como ofensivo y desagradable por otras culturas. Por ejemplo un plato Escosés denominado haggis, está compuesto por pedazos de corazón, hígado y pulmón de ovejas, con especies, sal, y caldos, tradicionalmente cocinado dentro del estomago de un animal.

Al igual que esta comida típica que muchos consideran un poco revoltosa, yo sé, y conozco de muchas personas que les gustan y comen lengua. Una comida que supuestamente sabe rico cuando se prepara bien, pero que a mi, no me apetece.

Los alimentos que escogemos o preferimos también se debe a nuestras adaptaciónes físicas y sicológicas individuales, su costo económico, y su costumbres influenciada por la religión. Muchos de los practicantes de la religión católica, se abstienen de comer carne los viernes durante la temporada de cuaresma, habito que aprendieron de sus padres y abuelos. En la iglesia ortodoxa oriental, e iglesia oriental católica, el consumo de todo producto de animal es prohibido durante los 55 días que forma parte de la cuaresma. Este rito, es una tradición que comenzó miles de años atrás, al comienzo de dicha religión.

La palabra "Carnaval" procede del Latín que significa "eliminación de carne". Es un término que se le da a los tres días antes del comienzo de Cuaresma, desde el domingo al martes, el dia antes de el miércoles de Ceniza. A este Martes se le da el nombre de

"MardiGras" en Frances, o Fat Tuesday en ingles, porque como es el último dia antes de un ayuno variado y tradicionalmente prolongado, es el ultimo dia para poder comer abundantemente.

La celebración islámica de Ramadán se conoce a nivel mundial por la abstinencia de toda forma de alimento, durante las horas del dia, desde el amanecer hasta el atardecer por un mes completo.

Este acto se practica para tener comprensión y simpatía con los pobres y aquellos que sufren de hambre, además, en aprecio por la abundancia que encuentran en sus vidas. Al atardecer, la costumbre tradicional es de comenzar la alimentación y comer con higos y ciruelas tradición que se le acredita al profeta Mohamed.

En la cultura hindú, solamente se come carne de res para sanarse cuando hay enfermedad, ya que el consumo rutinario de la misma se evita. (El consumo de la carne de res como tratamiento para sanar enfermedades, es uno de los usos de los alimentos en la práctica de esta medicina tradicional india, llamada Ayurveda). En Ayurveda hay poca distinción entre la comida y la medicina, ya que la nutrición forma un rol más importante en la sanación y el bienestar. La comida y la nutrición es utilizada en la practica de Ayurveda para balancear los estados emocionales, espirituales y físico. Los distintos sabores de las comidas y los alimentos forman la base de la farmacología en Ayurveda.

Otros ejemplos de variación cultural incluyen, la preferencia por la papa blanca como acompañante en el plato típico norteamericano, en contraste al arroz blanco y habichuelas en platos de países sudamericano. La costumbre de comer la cena sobre las 5:30 a 6 de la noche en los EEUU, en contraste a un cena típica en España a las 9 o 10 PM. Diferencias muy interesantes que influyen y afectan los alimentos que preferimos y a la dieta que consumimos.

Otro ejemplo de la importancia del alimento en la cultura, es el papel que tuvo la sal en el desarrollo del emperio Romano. Los Romanos tuvieron éxito y prosperaron por casi 500 años, en parte por el control y su dominio de la sal. Una especia con el poder adquisitivo en esos tiempos equivalente al oro. Hoy dia continúan existiendo las huellas de esa época, en forma de La Vía Salaria, un camino creado desde Roma al mar Adriático usado para el transporte directo de esta especia.

Factores sociales y la alimentación.

El padre Azcoitia, fue un sacerdote e educador Jesuita, que tuve cuando joven. El siempre tenia una frase que decía: "el hombre no es una isla". En aquel tiempo, de verdad que no sabia el significado tan importante de su dicho. Hoy dia todos podemos reconocer la verdad que significa esa frase. Nuestra especie no fue creada y tampoco se desarrolló por los siglos de forma solitaria. Como especie pudimos sobrevivir y avanzar debido a que formamos clanes y agrupaciones.

El hombre al inicio de la creación, se fue incorporando en agrupaciones con el propósito de mejorar su probabilidad de poder sobrevivir. En grupos se encontró protección contra las amenazas.

Se trabajaba mas eficientemente en la recolección de alimentos, y se fue formalizando una organización con responsabilidades asignadas.

En forma de agrupaciones fue que se pudo lograr la estabilidad, y en la formación de grupos que luego resultó en la procreación que creo familias y clanes. Estos eventos que comenzaron con la asociación de individuos y que se han mantenido a través de los siglos, han permitido el desarrollo de la especie por lo que podemos estar vivos hoy. La función del hombre en cuanto a la alimentación en aquellos tiempos era como cazadores-recolectores y otro de los beneficios de vivir en agrupaciones consistía en que era mas fácil trabajar en conjuntos para poder conseguir alimentos y avanzar como especie, lo que contribuyo a la "socialización" del hombre.

La alimentación consistía principalmente en el consumo de granos y de vez en cuando alguna forma de proteína. El vivir cerca de una fuente de agua como un lago o río, era mas beneficioso, debido a que era una fuente de pescados frescos, por lo que muchos de las ciudades del mundo viejo se establecieron cerca de estos. La poca proteína, cuando se podía conseguir, tenia tendencia a ser de origen de plantas, pescado y solo en pocas ocasiones se conseguía carne de animal. Las pocas veces que se podía encontrar y cazar un animal, eran días especiales de celebración. Desde estos tiempos al comienzo de la especie humana, se compartía y se comía juntos.

Luego en forma de grupos fue que se paso a la domesticación de animales. Con las cría y el mantenimiento de animales, las agrupaciones pudieron avanzar y fueron agrandándose. La domesticación de animales y el desarrollo de las siembras finalmente le permitió al hombre, la movilidad. Poco a poco se domino la naturaleza y se aprendió como alimentar a las agrupaciones. Puede ser que desde estos tiempos antiguos al comienzo de la especie humana, fue que se comenzó a utilizar alimentos en actos de celebraciones, actos que hoy dia seguimos como tradición.

Por lo tanto, la comida además de ser fuente de alimentación necesaria para satisfacer el hambre, forma parte de celebraciones e interacciones sociales, al igual que el de la tradiciones religiosas previamente mencionado.

Es costumbre en nuestras casas el comer juntos con la familia.

En muchas ocasiones, el tiempo de comer es el único momento durante nuestro dia que la familia entera puede estar reunida al mismo tiempo alrededor de la mesa. La comida tiende a ser mas que un momento de alimentación nutricional, sino que muchas familias toman esta oportunidad para dialogar, conectar y unirse mas con sus seres queridos, re-enforzando el rol social de los alimentos. El tiempo de la comida se transforma en tiempo familiar.

En estas ocasiones, cuando existen miembros de las familias con diferentes edades, se aprovecha el momento de reconocer los variados gustos que existe entre las diferente generaciones.

Frecuentemente, en los fines de semanas o por las noches salimos a comer con compañeros de trabajos o amistades. En estas situaciones, al comer en grupos, somos mas receptivos a los platos de comidas diferentes que varía de cultura a cultura y de país a país.

Se nota y se puede probar los diferentes gustos alimenticios que existen entre todos nosotros, los que funcionan para unirnos en la mesa de los seres humanos.

La comida ha alcanzado un rol en celebraciones y ocasiones especiales. Esto comenzó luego de la domesticación de animales y con la siembra y cultivos de cosechas. A veces se producía una abundancia no esperada, y para que no se echara a perder los alimentos, se celebraba. Del mismo modo, algunas culturas para dar gracias a la naturaleza o a los dioses por cosechas abundantes, celebraban y hacia ofrendas basadas en alimentos. De aquí es que se comenzó a usar la comida en fiestas, cumpleaños, graduaciones, promociones, hitos y en otras celebraciones. Cualquier persona que haya participado en celebraciones de una Copa Mundial o el final del futbol norteamericano, se ha aprovechado sin duda de una gran variedad de comidas y tragos. No solo se utiliza la comida en ocasiones felices sino tambien como celebración de recuerdos de una vida bien vivida, o hasta en recordatorio de memorias tristes, dependiendo de la cultura. Cualquiera que sea el evento, la comida tiende a tener un rol importante que funciona en unir a los presente.

Esto son algunos de los factores que influyen en las decisiones que hacemos diariamente con respeto al tipo de alimento, platos o dietas que individualmente escogemos, y que muchas veces ni nos damos cuenta de su importancia.

Dietas populares para la reducción de peso

Todos sabemos y conocemos que hoy dia existen una multitud de dietas populares diferentes. Solamente a la salida de su mercado favorito, cuando están en la línea para pagar su mercancía, hay una multitud de revistas populares, cada una de ellas contienen múltiples artículos sobre diferentes dietas. En su librería favorita o por el Internet, tambien podrán ver, un sin numero de libros a la venta dedicados exclusivamente a dietas. Estamos sobre saturados y bombardeados de dietas populares. Según Marketdata, en productos de la industria de la dieta en el 2007, se gastó unos $55 billones de dólares y se calcula que en el 2010 esa cifra alcanzara $80 billones de dólares. Otros, indican que los gastos anuales en los EEUU exclusivamente, en productos relacionado a la industria dietética, varia entre $40 a $90 billones de dólares y este número aumenta cada año. Nos gastamos un dineral en dietas con resultados mixtos, pero en realidad que es una dieta y porque existen tantas variaciones ?

Todas las dietas populares o dietas que existen, producen un mismo fin, que es el de reducir el peso, por medio de una reducción en la cantidad de calorías que se consume.

Las diferencias entre una dieta y otra, depende de la variación y del contenido de su composición de los macronutrientes, de los cuales hablaremos mas adelante.

La mayoría de las dietas populares o dietas 'de moda" para reducir de peso que existen hoy dia, se basan en una dieta de tipo de *eliminación*.

Quiere decir, que para reducir la ingesta de calorías y reducir de peso, estas dietas se limitan a reducir o eliminar completamente uno de los 3 componentes de los macronutrientes.

Tradicionalmente las dietas de moda, populares que han existido han sido las dietas que se basan en la reducción o la eliminación total del componente de grasa. En esta categoría esta las dietas Ornish y Pritikin. Hubo un tiempo atrás que se pensó que era la grasa el responsable por la mayoría de los males y de las enfermedades cardiovasculares por lo que se introdujo dietas basada en su reducción o completa eliminación. Mas recientemente las dietas populares que han estado de moda, han sido las dietas basadas en un alto contenido de proteínas y grasa y la reducción o eliminación total de carbohidratos. Esta ultima clase, forma la base de la dieta Atkins™ y la dieta de South Beach™. Por ejemplo, la dieta Atkins™, se basa en el consumo de proteínas y comidas de alto contenido de grasa, y la eliminación de carbohidratos. Esta dieta consiste en comer carnes, pescado, huevos y quesos y la eliminación de la pasta, panes, frutas, bebidas alcohólicas, y azucares refinados.

El comer proteínas causa una sensación de llenura, por lo que se come menos, reduciendo la cantidad de calorías. Tambien produce un estado de ketosis que actúa como un diurético aumentando la eliminación de liquido en el cuerpo todo lo que resulta en una perdida de peso. A corto plazo.

La dieta South Beach™, se parece a la dieta de Atkins en que consiste en ser una dieta basada en proteínas, pero en vez de la eliminación completa de carbohidratos, se permite el consumo de poca cantidad de carbohidratos buenos. También la sustitución de las grasa malas por las buenas, en vez de su eliminación completa.

Como se puede ver, de dietas basada en la eliminación de grasa, a dietas basada en el consumo de grasas, hoy dia existen una gran variedad de diferentes dietas populares, por lo que se denomina "de moda". De moda por la variación tan drástica que se encuentra hoy dia en el mercado de las dietas y reducción de peso.

En los EEUU también se consiguen dietas de alimentos ya preparadas, preservadas y congeladas que se encuentran en los mercados o que se les envían a la persona subscrita, semanalmente.

Estos tipos de dietas populares, ademas de calcular y controlar el componente calórico y de grasa contenido en la comida, tambien controla el tamaño de la porción a comer. Aunque muy popular por su facilidad de seguir, algunas de estas resultan ser altamente procesadas y preservadas por lo que hay que tener cuidado e informarse sobre su composición.

Es verdad que existe una gran variedad de comidas de toda clase, desde pollo, bistec, arroz, panes, sándwiches, vegetales, postres y hasta comidas étnicas. Hay comidas para el desayuno, la merienda, la cena, y aperitivos. Una gran variedad y todo tipo de alimento, pero muchas altamente procesados para extender su fecha de vencimiento y duración.

La dieta de Weight Watchers™(WW), permite consumir los alimentos de los 3 grupos de macronutrientes. Esta dieta le asigna puntos a las comidas y alimentos, y limita a la persona a cierto numero de puntos al dia. Las comidas son escogidas por el cliente, y WW se las envía por correo, lo que aumenta el costo de este tipo de dieta. Ademas, tienden a ser procesadas y preservadas para que duren largo tiempo.

Varios estudios han concluido que las dietas altas en proteínas tienden a producir una perdida de peso mayor, en comparación a dietas con alto contenido de carbohidratos. Algunos piensan que la proteína llena y causa satisfacción mas rápidamente que los carbohidratos, disminuyendo el apetito y el deseo por comer.

Lo que si es cierto es que ha habido y sigue habiendo confusión entre las personas en cuanto al tipo de dieta popular mas eficaz en la reducción de peso.

De igual modo existe mucha confusión, en cuanto al componente especifico de nutrientes responsables por el aumento de peso de las personas en la sociedad. Esta confusión es aun mas notable incluso entre nosotros los médicos por lo que se hace difícil recomendar dietas para la reducción de peso.

Muchas personas le han echado la culpa del aumento de peso y de las enfermedades crónicas a los alimentos de alto contenido de grasa saturadas.

De hecho, hubo un tiempo en los EEUU que todo tipo de grasa alimenticia tenia mala fama y hasta se llegó a considerar como el enemigo de la salud publica numero uno. Aprovechándose de esto, las compañías alimenticias comenzaron a desarrollar, producir y vender, líneas nuevas de productos comestibles sin grasa (fat-free)

o de bajo contenido de grasa (low fat). Luego de unas campañas de publicidad y mercadeo a nivel nacional, la demanda de estos productos se disparó. Muchos pensaron y asociaron erróneamente que estos alimentos al no tener grasa o ser de grasa reducida, no engordaban y eran saludables.

Al contrario.

Lo que sucedió fue que la población siguió aumentando de peso, con una frecuencia mas rápida.

Para darle sabor y consistencia a los alimentos y productos de bajo contenido de grasa, se eliminó la grasa (parecido a las dietas de eliminación) y se re-emplazó a expensa del contenido de los carbohidratos. Carbohidratos como azúcares y harinas refinadas que ademas de ser altos en calorías, son de poca calidad nutricional.

Estos carbohidratos como veremos luego, al acumularse debido a su exceso en consumo, se almacena en el cuerpo y aumentamos de peso. Esto dió a que algunos creyeran de que no es tanta las grasas, sino el contenido de carbohidratos, el responsable por los problemas nutricionales de la salud que enfrentamos hoy en diversas poblaciones.

Por esto es que existe tanta confusión hoy dia con los alimentos.

La conclusión que se debe llevar de esta lectura es que los productos sin grasas o de bajo contenido de grasa, no ayudaron a mejorar el nivel de salud de las personas. No redujo la taza de pre-diabéticos, diabéticos y obesos, sino que sucedió lo opuesto. Muchos culpan a estos productos altamente refinados, procesados y compuestos por diferente sustancias, de ser otra de las causas directamente responsables por la inflamación crónica en algunas personas, que se ve en enfermedades crónicas.

Lo cierto es que parece ser que la eliminación de una clase de nutriente, no impacta el peso ni el estado de la salud, a largo plazo en personas que la consumen con fines de reducir peso. Las dietas de eliminación, además, eliminan una clase de nutriente que es necesario para las funciones normales del cuerpo humano.

En ciertas enfermedades sin embargo, las dietas de eliminación se usan frecuentemente como tratamiento médico, algo que se explicará mas adelante.

Las dietas populares típicamente se consumen y se mantiene por corto tiempo, limitadas por su alto costo económico, limitación de variedad, o el logro de la meta en bajar las libras deseadas. Mas común, es que uno se cansa o se aburre de la rutina por la falta de variedad y vuelve a los hábitos alimenticios anteriores, comiendo aún mas. Esto resulta en el denominado efecto de "yo-yo" donde uno tiende a subir y bajar de peso con regularidad, de tantas dietas que realiza.

Recuerden que en cuanto a la dieta y alimentación, uno engorda porque consume mas calorías de las que utiliza. No importa el tipo de dieta popular que uno escoja. No hay diferencia ninguna en el efecto que producen estas dietas, lo que varía es lo que este de moda en el momento.

La reducción del consumo de calorías y la utilización de calorías que se encuentran acumuladas en forma de almacenes de grasa en el cuerpo, es la razón por la cual toda dieta popular, recomienda e incluye el ejercicio como parte de su dieta.

"Ninguna enfermedad que puede ser tratada con dieta, debería ser tratada por otros medios."

~ Moses Maimonides (1135-1204)

Los macronutrientes

Todo alimento que consumimos, pertenece y se clasifica en 3 categorías o clases fundamentales:

Las proteínas, Los carbohidratos, y Las grasas.

Se llama macronutrientes porque son las clases principales de alimentos que comen las personas en grandes cantidades, como fuente de alimento.

Los macronutrientes son los nutrientes que proporcionan la mayoría de las calorías y energía necesaria para las funciones metabólicas del cuerpo.

Próximamente se le explicara sobre macronutrientes y micronutrientes que componen todas las sustancias que consumimos.

1. Proteínas

Las proteínas son compuestos orgánicos, cuyas estructuras son formadas por aminoácidos. Los aminoácidos a su vez son compuestos formados por moléculas de carbón, hidrógeno, oxigeno, nitrógeno y un grupo amine. La organización y composición de los aminoácidos es dirigida por control genético. (Por eso es que existen muchas enfermedades hereditarias cuya fundación es una deficiencia o alteración de una o mas proteínas). Existen unos 22 tipos diferente de aminoácidos en alimentos y en el cuerpo. De estos 22 aminoácidos, 8 de ellos se conocen como aminoácidos esenciales porque el cuerpo no puede sintetizarlos de otras sustancias y necesitan ser adquiridos a través de alimentos. Además de su rol principal en la formación de proteínas, los aminoácidos también tienen un importante papel en la regulación de diferentes procesos metabólicos del cuerpo. A diferencia de la síntesis o creación de proteínas, los aminoácidos también funcionan como enzimas. El aminoácido se reduce por medio de oxidación, a sustancias requeridas, como por ejemplo la proteína a la urea y dióxido de carbono, los cuales a su vez funcionan como fuente de energía.

Los requisitos nutricionales de cada aminoácido varia dependiendo de la edad, y estado nutricional del individuo.

Fuentes de proteínas:

Todos conocemos que las carnes que provienen de animales, como carne de res, chivo, conejo y ave son fuente de proteína. Pero recuerde también que toda carne de animal, especialmente la carne roja, siempre va a contener diferentes cantidades de grasa saturada, lo que forma la principal diferencia de los cortes de carnes.

Como se le explicara mas adelante, la grasa saturada es la grasa que tiende a causar elevación de colesterol y es un factor de riesgo en la producción de enfermedades cardiovasculares, apoplejías, diabetes y muchos otros estados crónicos.

La carne roja se debe limitar a no mas de una vez a la semana.

Recuerden también que una vez quiere decir, una porción de no mas de unas 8 onzas y no un bistec exagerado de casi una libra como típicamente se come de rutina. Productos lácteos como la leche contiene proteína pero además grasa y carbohidratos.

Aun mas saludable que las proteínas de base animal de res, son las proteínas de carne blanca como el pavo, pollo, y pescado como el salmón y las sardinas que contienen menos grasas saturadas y un alto nivel de grasa saludable llamada omega 3. Otras fuentes de proteínas muy importantes, especialmente para personas de escaso recursos o que desean evitar las carnes como los vegetarianos, son las legumas principalmente las habichuelas o frijoles. Estas son fuente rica de proteína sin las grasas saturada que típicamente acompaña la carne roja. Aumentando en popularidad debido a su alto valor nutricional y beneficios para la salud se encuentran productos basados en soya.

La soya ha existido por miles de años. En Asia y especialmente en la China, la soya se ha consumido por mas de 5000 años. En la China la soya se consideró como una de las 5 plantas mas sagradas de aquellos tiempos, debido a sus múltiples usos, especialmente su uso como fuente de alimento.

La soya se introdujo en Europa en el siglo 18 y luego en los EEUU, pero no se empezó a cultivar hasta después de la primera guerra mundial y la época de la depresión en los EEUU por los años de los 1930's.

La soya se esta consumiendo más debido a que es una fuente de proteína que no contiene grasas saturada. Existe en forma tradicional como el endaname, en forma de habichuela, molida en harina o licuificada y caliente, en forma de sopa llamada miso, o fría como constituye la leche de soya. (si tienen la oportunidad, no le tenga asco o miedo al concepto de una leche fabricado de un frijol, así que pruébenla. Mi reacción inicial a la leche de soya fue de "no gracias", déjame quieto con la leche normal de vaca a la que estoy acostumbrado. Pero he leído tanto, y reconozco el exceso de grasa que se consume en nuestras dietas, que me decidí a probarla. El hecho de que mi esposa es nutricionista y que siempre me introduce comidas saludables nuevas, tambien me influenció. Para mi sorpresa, me gusto la leche de soya, y yo soy una persona que no le gusta estar experimentando, pero en realidad, no sabe nada mal). Por eso es que les sugiero que si tienen la oportunidad, prueben la leche de soya. Les prometo que sabe muy parecida a la leche de vaca normal a la que estamos acostumbrados. Visiten un restaurante oriental, y prueben una sopa de miso, endaname o tofu. Sea aventurero.

La soya se encuentra como componente en muchos de los alimentos y productos que usamos hoy dia. Soya se usa en la fabricación de formulas alimenticia para bebes, en margarinas, yogurt, helados, quesos y mezclado con carne de res para uso en hamburguesas como manera de reducir el costo de esta carne mientras mantiene un contenido y sabor de proteína inalterado. Otros usos para la soya incluye Vodka de soya, cosméticos y como alimento para ganados.

La soya, al igual que las frutas y vegetales frescos de múltiples colores de las cuales hablaremos mas adelante, contienen sustancias llamadas fitonutrientes, como la isoflavonas que son micronutrientes específicos para esa planta que producen efectos protectivos anti-oxidantes. La soya contienen una alta concentración de ácido fítico que tambien tiene función de anti-oxidante y quelante, produciendo una disminución en los niveles de inflamación, de diabetes y algunos tipos de cáncer. En 1995 se publico un estudio en la revista médica, *New England Journal of Medicine*, que por medio de un meta-análisis de múltiple estudios, relacionó el consumo de proteína de soya, con una reducción en niveles de colesterol total, colesterol malo (LDL) y de triglicéridos (NEJM, vol. 333, No. 5. August 3, 1995).

Por lo tanto, en cantidades normales el consumo de soya es recomendable como una fuente barata y saludable de proteína.

En la frase anterior mencioné, en cantidades normales, debido a que la soya contiene alto niveles de acido grasos Omega 6, un componente de grasa importante para la dieta, pero que consumimos en cantidades desproporcionadamente alta, en comparación al Omega 3. Finalmente mencionaré, que al igual que la leche de vaca, y el maní, puede existir alergia a la soya, por lo que se recomienda probar en poca cantidad por primera vez.

Según la USDA, de un 10% a 35% de las calorías que consumimos deben provenir de proteínas.

Se necesitan proteínas para el crecimiento y el desarrollo celular de los tejidos y de los músculos, especialmente en niños y mujeres embarazadas. En personas hospitalizadas y en condiciones críticas, las necesidades nutricionales diarias de proteínas se encuentran aumentada. La proteínas también forman parte integral en la reparación celular de los tejidos, la función inmunológica, para síntesis de hormonas y para uso como fuente de energía cuando los carbohidratos no son accesible.

La digestión de las proteínas comienzan con la masticación y las enzimas que se encuentran en la saliva y continua con los jugos gástricos hasta lograr la descomposición de estos macronutriente a sus componentes básicos, los aminoácidos.

Las proteínas que provienen de carnes de origen de animal contienen todo los aminoácido esenciales, mientras que las proteínas obtenidas por medio de alimentos vegetariano, varían en su contenido. Por esto es que muchos vegetarianos necesitan suplementar sus dietas con diferente clases de proteínas vegetarianas especialmente de Omega 3 y con vitaminas y minerales.

Está a la moda las dietas populares que consisten de un alto contenido de proteínas. Aunque se reconoce que este tipo de dietas elevada en proteínas producen una reducción en el peso, aun no se sabe los efectos a largo plazo. Por ejemplo se conoce que la proteína es necesaria para la formación de hueso. Existen estudios que asocian el consumo excesivo de alimentos con alto contenido proteico con el desarrollo de la osteoporosis debido a una excreción aumentada de calcio en la orina, mientras que en otros estudios, no se ha visto esta asociación.

En personas con insuficiencia renal, pre-diálisis o que reciben diálisis deben tener cuidado con el consumo de proteínas, ya que empeora la función renal y puede en estos pacientes producir toxicidad.

Personas que sufren de colitis ulcerativa debe de evitar carnes rojas, salchichas, huevos, grasas y alimentos fritos en mantecas, porque tienen dificultad en eliminar sulfuro de hidrogeno, un bi-producto de proteínas que se acumula en el intestino causando aun mas daño.

Como energía, las proteínas suministran 4 kilo caloría por gramo.

Las proteínas se encuentran presente en toda materia viva.

2. Carbohidratos

Como previamente mencioné están aumentando los números de estudios que indican que los carbohidratos son los principales responsables de los males de la salud.

Al igual que existen diferente fuentes de proteínas, algunas mas saludables y beneficiosas que otras, tambien existe diferencia en cuanto a los tipos de carbohidratos que consumimos.

Los carbohidratos son sustancias compuestas de azúcares simples.

Incluyen diferentes formas y composiciones tales como los almidones y las fibras dietéticas. La dieta típica de las personas consiste de carbohidratos (azúcares) que contienen 6 carbonos, como son la glucosa, fructosa y galactosa. Cada uno de estos provienen de diferente clases de alimento y mas importante para nosotros, es entender que el tipo de carbohidrato que consumimos va a afectar a los niveles de azúcar sanguíneo, la secreción de la insulina y de glucagona, en diferente formas.

De los azúcares mencionados, la glucosa es el carbohidrato mas importante, ya que estamos consumiendo mas cantidades y es la forma mas requerida por las células y tejidos. Se ha ido aumentado el consumo de glucosa, no solo por el azúcar de mesa que le echamos a las comidas, sino por el alto contenido de azúcares que se encuentran en las comidas procesadas.

La función de la glucosa es tan importante para las funciones metabólicas del cuerpo que en condiciones donde hay escasez, el cuerpo convierte proteínas a azúcares, por un proceso denominado gluconeogenesis (del griego, quiere decir literalmente: "creación de azúcar de nuevo"). El exceso de glucosa causa que se almacene como glicógeno en el hígado y en los músculos para su futuro uso.

La fructosa es el azúcar que se encuentra en frutas, vegetales y la miel. En su forma natural, como cuando se obtiene al comer unas frutas, o unos vegetales, ademas se esta consumiendo un alto contenido de fibra, que es una clase de carbohidrato beneficioso para la digestión.

La ciencia logro producir una fructosa sintética basada en el grano del maíz. Se encontró que este endulzador artificial conocido como sirope de maíz de fructosa, (high fructosa corn syrup) podía ser fabricado a bajo costo y sustituir a la fructosa y otros azucares naturales. Desgraciadamente, el enduzaldor de fructosa de maíz, ha sido utilizado indiscriminadamente, como aditivo en la gran mayoría de las comidas procesadas. El consumo excesivo de esta sustancias que ha contribuido directamente al aumento en las epidemias de la obesidad y diabetes. Es la clase de aditivo de azúcar altamente refinada, que se encuentra en un sin numero de comidas procesadas y enlatadas. Incluso, muchos de los alimentos que no son dulces, contienen alto nivel de carbohidratos y azúcares refinados. Hablaré mas de esta sustancias luego.

A diferencia de la glucosa, la fructosa se descompone a grasa en el hígado (una de las causas de hígado grasoso) y se ha asociado a niveles alto de triglicéridos así como con la condición de resistencia a la insulina que se considera como una pre-diabetes.

La galactosa es el azúcar que se encuentra en la leche y en productos lácteos. Es formado por la combinación de glucosa con lactosa.

Personas con deficiencia de la enzima lactasa, no pueden digerir este componente y desarrollan intolerancia a productos lácteos.

Estos azúcares simples de 6 carbonos, la glucosa, la fructosa y la galactosa son conocido como monosacáridos. Al unirse dos moléculas de monosacáridos, forman una molécula mas grande, conocida como disacárido. Oligosacáridos son otras cadenas aún más grandes de azúcares, compuestas de disacáridos y monosacáridos que consumimos.

Los carbohidratos pueden ser clasificados en digeribles, como los almidones y azúcares, o indigeridles, como es el tipo de carbohidrato conocido como fibra.

Las fibras son componentes indigeridles de las plantas que contienen dos componentes, uno soluble y otro insoluble. Son sustancias que se descomponen parcialmente, con dificultad, o incluso sin descomposición mientras que pasa a través del tracto digestivo. La porción soluble de la fibra se descompone y se fermenta en el colon produciendo gas.

La porción insoluble no se descompone y atraviesa el tracto digestivo absorbiendo líquido, hinchándose, ocupando mas volumen, y produciendo una sensación de llenura. También ayuda a la evacuación de la materia fecal y restos de la descomposición en la manera que atraviesa el tracto digestivo, funcionando como una limpiadora o escoba. Algunas fuentes de fibras incluyen las ciruelas, las pasas, leguminosas, cebadas, cereales y alimentos con cebada, manzanas, y peras (con la piel). Los efectos beneficioso de las fibras son bien reconocidos y incluyen niveles reducidos de cáncer de colon, disminución en la producción de divertículos, alivio de la constipación y hemorroides. Ademas disminuye los riesgos cardiovasculares, incluyendo infartos cardiacos (JAMA: 275(6):447-451) por inhibición de la absorción de colesterol y grasas del intestino delgado, ayuda a reducir niveles de diabetes por la reducción en la absorción de azúcares en el intestino delgado y porque los alimentos de alto contenido de fibras son de índice glicemico bajo. Ayuda a reducir la obesidad, por la sensación de llenura que da.

La mayoría de los alimentos que se consume a nivel mundial diariamente, consisten de carbohidratos. Según la USDA, en una persona de peso normal, que no sea diabético, se recomienda que de un 45 a 65% de las calorías diaria provengan de carbohidratos.

Dependiendo de la localización, nivel de recurso económico y accesibilidad, los carbohidratos tienden a formar la fuente principal de los alimentos en la dieta de individuos.

Los carbohidratos consisten en sustancias como arroz, papas, cereales, granos, frutas, panes, leche, yogurt y otras sustancias que al descomponerse forman azúcares.

Los azúcares son la fuente preferida y principal de energía del cuerpo, ya que todo los tejidos del cuerpo pueden utilizarlo y la mayoría requieren azucares para sus funciones celulares y metabólicas. Los carbohidratos son necesarios para la formación de coenzimas, y de DNA. Se necesitan para las funciones cerebrales normales, en la función metabólica del corazón, los riñones, todos los músculos del cuerpo, así como la flor intestinal del tracto digestivo.

El consumo de carbohidratos causa que haya una secreción de insulina para disminuir los niveles elevados de azúcar. La intensidad de este mecanismo de regulación varia dependiendo del alimento ingerido (cantidad de carbohidrato que se encuentra), al igual que tener un componente genético. Por ejemplo, granos largos tendrán una área superficial mas grande que necesitara ser digerido, lo que resultara en un aumento de azúcar mas intenso y una secreción de insulina mas marcada.

El ciclo que resulta al comer carbohidratos es la elevación de azúcares, secreción de insulina, y la disminución del nivel de azúcar sanguíneo.

Los niveles bajo de glicemia sanguínea es el estimulo principal, para que el centro del hambre que se encuentra localizado en el hipotálamos del cerebro, nos estimule a comer de nuevo. Lo que resulta con este tipo de alimentación alta en carbohidrato es un ciclo vicioso, donde se come, se secreta insulina para regular y reducir el estado de glicemia, lo que causa que nos de hambre y comamos de nuevo. Este ciclo, de secreción de hormonas, de metabolismo continuo, produce ácidos grasos, omega 6 y otras sustancias que contribuyen a un estado de inflamación crónica asociado con enfermedades.

Para personas diabéticas el tipo de carbohidrato que comen es sumamente importante. No se debe evitar o eliminar los carbohidratos completamente de la dieta, lo que tenemos que aprender a escoger los carbohidratos saludables. Carbohidratos saludables son aquellos que contienen un indicie glicemico bajo, ya que estos mantienen la regulación y mejoran el efecto de la insulina endógena producida por el cuerpo.

La selección de carbohidratos, al igual que la de las proteínas y grasas saludables, y no su eliminación, forma la base de la dieta anti-inflamatoria. Queremos reducir o eliminar los alimentos que producen inflamación con su ingestión, al igual de la que se produce como respuesta a las sustancias aditivas utilizadas en comidas refinadas y procesadas, que tienden ser comidas con fecha de vencimiento prolongada.

Los carbohidratos contribuyen a la epidemia de la obesidad y la diabetes de este modo, con las alteraciones en la regulación de la glucosa y insulina. Como se mencionó, todo carbohidrato se convierte en azúcar al ser ingerido. Mientras mas refinados y procesados son estos carbohidratos, mas rápidos se van a convertir en azúcares en el cuerpo y esto se puede cuantificar. Los carbohidratos son la fuente principal de energía para los procesos metabólicos del cuerpo.

La insulina se secreta en respuesta a la cantidad o los niveles de azúcar en la sangre, para mover ese azúcar hacia las células donde se almacenan. Seguimos consumiendo alimentos de alto contenido en carbohidratos y el proceso continua dia a dia, año tras año, con el exceso de lo que se consume, almacenándose en el cuerpo y el resultado es la obesidad. Mientras que existan carbohidratos en la dieta, se mantendrá el exceso almacenado, por lo que es difícil bajar de peso sin reducir el consumo de carbohidratos.

Con el tiempo, siguiendo el mismo consumo de carbohidratos, el cuerpo empieza a fallar en su función y regulación normal. Hay mas almacenamiento de azúcares, y el páncreas continua secretando niveles de insulina que no alcanza a las demandas necesarias del cuerpo. Se empieza a desarrollar una resistencia a la insulina, hasta que al fin se necesita el suministro de insulina exógena para suplementar la insulina insuficiente que produce el páncreas.

Al reducir la cantidad de carbohidratos que consumimos, el cuerpo empieza a utilizar los almacenes de glicógeno como su fuente de energía y los niveles de azúcar sanguíneo empiezan a disminuir.

Al eliminarse esta fuente, el cuerpo empieza a utilizar las grasas como energía, lo que le da un descanso al páncreas. Los niveles de azúcares continúan disminuyendo y se estabilizan, al igual que el nivel de insulina y las grasas se utiliza para producir un efecto beneficioso en los diabéticos. De forma limitada, este proceso es donde el cuerpo cambia la utilidad de los carbohidratos almacenados

(en forma de glicógeno) y utiliza y quema la grasa, un proceso que se llama, la ketosis nutricional. En diabéticos, es beneficioso este proceso ya que se quema y se utiliza la grasa como fuente de energía en vez de carbohidrato, que favorecerá la perdida de peso debido al mismo proceso de ketosis, al igual que la sensación de llenura y reducción del apetito.

Índice glicémico

El índice glicémico fue creado para que las personas tuvieran una manera de comparar los diferentes carbohidratos, ya que como previamente se menciono, cada carbohidrato difiere en su contenido y clase de azúcares. El índice glicemico clasifica a los alimentos de 1 a 100, dependiendo del nivel de intensidad con el que aumenta el nivel de azúcar sanguíneo, después de su ingestión. Mientras mas alto es el nivel o el numero, mas rápidamente se digiere ese carbohidrato y mas aumentan los niveles de azúcares. Por lo tanto, mientras mas alto es el número asociado al carbohidrato, peor es para nosotros.

Índice glicémico bajo: por debajo de 55, entre-medio: 56 a 69, y índice glicémico alto: 70 a 99. En comparación, el índice glicémico de la glucosa es 100.

Dependiendo de la clase de alimento, va a variar su composición de carbohidrato. Del mismo modo van a variar sus niveles de azúcar sanguíneo, y en respuesta al nivel de azúcar sanguínea, la intensidad de secreción de insulina. Lo que debemos hacer todos es aprender a reconocer y a escoger alimentos de bajo índice glicémico, ya que estos producen elevaciones pequeñas en los niveles de glucosa e insulina, manteniendo mejor control fisiológico de los procesos metabólicos alimenticios.

Beneficio de alimentos con índice glicémico bajo incluye: mantiene niveles de energía física prolongada, disminuye riesgo de enfermedades cardiovasculares, de trastornos de visión, de desarrollar diabetes tipo 2, aumenta el colesterol bueno, (HDL), mientras que reduce los niveles de colesterol malo (LDL) y triglicéridos, mantiene los niveles de insulina circulante mas estable y ayuda a sentirnos llenos mas rápido, lo que disminuye la cantidad de comida que comemos.

Del mismo modo ayuda a la perdida de peso y a rebajar libras a largo plazo. Mas importante aún, es que previene secreción de productos de inflamación.

Alimentos con índice glicémico bajo son aquellos formado por granos, componentes compactos y densos, que son lentos para ser digeridos. Como resultado de una digestión lenta y mas completa, hay un aumento gradual, sin fluctuación de los niveles de azúcares.

Algunos de los alimentos con índice glicémico bajo incluyen:

Granos como: cebada, quínoa, arroz marrón, centeno, avena, trigo entero, espaguetis blanco, tortillas de trigo, pan de cebada o de trigo. Existen variedades de arroz blancos. El arroz blanco de grano largo al igual que el arroz blanco basamati, el moolgari o doongara son de menor índice glicemico que el arroz blanco jazmines. Esto se debe al contenido y calidad de almidón que compone el grano de arroz.

Frutas naturales, (no las enlatadas y procesadas con azúcares)

manzanas, apricots, cerezas, toronjas, uvas, naranjas, melocotones, ciruelas, ciruelas pasas, peras.

Vegetales: zanahoria crudas, batatas, guisantes (pitipois).

Habichuelas: negras, blancas, garbanzos, judías, lentejas, soya.

Mani, y yogurt.

Fíjese que la leche de vaca normal con alto contenido de grasa saturada es de índice glicémico mas bajo (IG: 11-40) que la leche descremada (IG:25-48).

Esta es una lista parcial. Para mas información: www.glycemicindex. com.

Al contrario, los alimentos con un índice glicémico elevado son aquellos que se digieren rápidamente y como resultado produce un aumento en el nivel de azúcares sanguineos y como respuesta, una secreción marcada de insulina. Este ciclo de elevación rápida del nivel sanguíneo de azúcar, seguido por un aumento en la secreción de insulina como respuesta, en largo plazo y en continuidad, esta asociado a la inflamación que resulta en enfermedades crónicas, como la diabetes y la obesidad.

Alimentos con índice glicémico elevado como pueden adivinar, son aquellos productos altamente procesados, compuestos de variedades de carbohidratos y de alto contenido de azúcares refinados. Contienen poca nutrición y son alto en calorías. La papa blanca es de índice glicémico alto al igual que el puré de papa, puré de papa instantáneo, papas fritas, arroz blanco instantáneo, arroz blanco de grano corto. El pan blanco, galletas, donuts, cereal de rosetas de maíz (corn flakes), melón y la calabaza son de alto índice glicémico.

Contenido Glicemico (glycemic load).

A diferencia del índice glicémico que nos da un número generalizado para los alimentos basado solamente en la rapidez en la cual se produce un aumento en los niveles de azúcar en la sangre, el contenido glicémico incorpora la cantidad de carbohidrato que se encuentra en ese alimento. Por ejemplo, un pedazo de melón contiene un índice glicémico elevado de 72. Sin embargo el contenido de carbohidrato que contiene el melón es de 5%, ya que el resto se compone de agua. Por lo tanto, sabiendo la cantidad de melón que consumimos, y reconociendo que el melón solo contiene 5% de carbohidrato, el contenido glicemico de esa porción de melón se calcula en un 3.5. Un pan blanco tipo Frances contiene un índice glicémico alto de 95. Su contenido de carbohidrato es de 50% (mas alto que el melón). Por lo tanto tomando en cuenta el contenido de carbohidrato de este alimento, se concluye que el contenido glicémico es de 48.

El contenido glicémico indica la velocidad con la cual un tipo de carbohidrato se convierte en azúcar, tomando en cuenta la cantidad de carbohidrato que el alimento contiene dependiendo de la porción. Contenido glicémico = índice glicémico x contenido de carbohidrato. Ambos son necesarios para poder entender mejor el efecto que un carbohidrato ingerido le hace al nivel de glucosa sanguínea.

Al igual que el índice glicémico, el contenido glicemico se le asigna una numeración a los alimentos. Contenido glicemico bajo: menos de 10, contenido glicemico intermedio: 11-19, y contenido glicemico alto mas de 20. de diez a mas de 20.

Alimentos de bajo contenido glicémico consisten de frutas y vegetales con alto contenido de fibra. Cereales compuesto de salvado, y habichuelas. Alimentos de alto contenido glicemico incluyen: papa blanca asada, refrescos, cereales de desayunos.

No se confundan o se frustren al no entender esto bien. Solamente quise mencionar el concepto del contenido glicémico para que tengan una idea de las diferentes maneras que existen hoy dia para categorizar los carbohidratos. Pueden seguir leyendo libros, artículos o indagar mas en el Internet si le interesa.

Otro mecanismo por el cual la calidad de carbohidrato que escogemos es de importancia se debe a una interacción anormal y dañina que ocurre entre las proteínas y los carbohidratos. Las proteínas interactúan de manera anormal con proteínas en una reacción conocida como reacción de glicación. Estas reacciones producen unas sustancias conocidas como productos finales de procesos glicemico avanzados, o advanced glycenic end products.

La acumulación de estas sustancias causa una reticulación entre los carbohidratos y las proteínas. Producto de una de estas reacciones incluye la hemoglobina glucosilada (HbA1c), que se mide en diabéticos para evaluar el control de la glicemia. Los diabéticos tambien padecen de cataratas con mas frecuencia, y a su vez se debe mencionar que las cataratas son depósitos de proteínas reticuladas en el lente del ojo.

No solo son los diabéticos los que sufren de las consecuencias de estas reacciones de glicación, ya que personas que han estado consumiendo muchos carbohidratos, o carbohidratos de mala calidad nutricional, indicado por su índice o contenido glicemico, producen un patrón crónico parecido. Del mismo modo la enfermedad de Alzhemier comienza con la formación de proteínas reticuladas y luego depósitos de amiloidea, lo que puede indicar que hasta cierto grado, algunas personas con el mal de Alzheimer se beneficiaran de un cambio dietético.

Como han podido ver, los carbohidratos tienen un rol prominente como causa, en muchas de las enfermedades comunes de salud que afectan a nuestros pueblos, en la actualidad.

3. Grasas

Las grasas completan la tercera clase de macronutriente.

Por definición, la grasa es una sustancia que típicamente se encuentra de forma sólida en temperatura ambiental. Puede originarse de planta o de una fuente animal. Al aplicarse calor en forma de llamas y candela o usándola al cocinar, se convierte en una sustancia liquida, como sucede con la manteca.

Al contrario, los aceites son una forma de grasa que típicamente proviene de una fuente de planta que se encuentra en estado liquido a temperatura ambiental. La diferencia entre la grasa y los aceites depende de su punto de fusión, o la temperatura particular de ebullición. Hay diferentes formas de aceites dependiendo de su planta o fuente de origen. Los aceites varían en su consistencia, sabor y valor nutricionales, pero en general se consideran mas saludables que las grasas liquidas.

Muchos asocian a las grasas con algo que es malo y que debemos evitar a todo costo, pero esto no es cierto ya que la grasa es esencial para funciones metabólicas del cuerpo y vital para poder sobrevivir.

La mala fama de la grasa se debe a que la mayoría de las comidas que compramos en establecimientos de cadena de hamburguesas, pizzas etc., como lo que se consume en los EEUU, son de alto contenido de grasas saturada y trans-fats. Estas son grasas que le dan mucho sabor a las comidas, pero que son de mala calidad, porque afectan de manera dañina a la salud. Estas clase de alimentos ademas contienen altos niveles de ácidos grasos Omega 6 que si recuerdan, son responsables por producir inflamación crónica.

Ademas estos alimentos tienden de ser servidos en porciones grandes y de muchas calorías.

Según la USDA, de un 20-35% de las calorías que consumimos deben provenir de las grasa.

El macronutriente de grasa se encuentra en carnes de res y de aves, en nueces, productos lácteos, aceites, pescados, y granos. Provee 9 kilos de calorías por gramo, siendo la fuente de energía mas rica de la dieta. La grasa, frecuentemente acompaña a la proteína que es basada en fuente animal. (Un bistec de carne por ejemplo es proteína, pero siempre va a tener algún contenido de grasa).

Hay tres clases de grasas, dependiendo de su calidad y al efecto que hace en el cuerpo cuando la consumimos. Algunas de estas grasas son buenas y saludables, otras no tan buenas y otras que son malas y dañinas.

No se debe evitar y eliminar las grasa completamente de nuestra dieta, lo que hay que hacer es saber identificar las buenas, limitar la cantidad que consumimos y evitar las grasas malas.

Las grasas buenas se conocen como grasa desaturada. Puede ser una grasa mono-desaturada o poli-desaturada, ya que los términos mono y poli simplemente indican el numero de moléculas que forman el tipo de grasa. Lo importante es que el aceite o grasa que vamos a utilizar de rutina sea desaturada. La grasa desaturada son las que se encuentran en pescados frescos como el salmón, la caballa, las sardinas y el bacalao negro. Alimentos de fuentes no animal de grasas saludables, desaturadas incluye los aguacates, las nueces, el aceite de oliva, aceite de lino y de canola. Como previamente mencionado, los aceites son de consistencia liquida a temperatura ambiental y tambien transparente. El aceite de oliva forma el ingrediente principal de la dieta tipo Mediterráneo, otra de las "dietas" asociada con niveles reducidos de enfermedades cardiovasculares. Debido a su composición basado en grasas saludables, el aceite de oliva se recomienda como la grasa o aceite preferido, en dietas de tipo anti-inflamatoria.

Idealmente, ademas de ser consumida, se recomendaría aceite de oliva para freír. Su precio sin embargo, previene que muchos podamos desperdiciar y cocinar con este producto con frecuencia.

Hay diferente tipos de aceite de olivas que provienen de otras partes del mundo. Al igual que los vinos que tienen diferentes colores, aromas, consistencias y sabores, los aceites de oliva tambien varían.

Las aceites mas utilizado en la cocina son de origen español, e italiano.

El mejor para la salud es el aceite extra-virgin, ya que es el mas puro y concentrado. Recuerde que aunque el aceite de oliva es el mas saludable, sigue siendo aceite, una forma de grasa que contiene alta cantidad de calorías por lo que no se debe abusar.

Ademas de aceite de oliva otros aceites saludables incluye el aceite de canola, aceite de lino (flax seed), y aceite de cáñamo (hemp).

Otras fuentes de grasas saludables incluyen los aguacates que son fuentes excelentes de grasas mono-desaturada, así como las semillas y nueces naturales sin procesar como: nueces, anacardos, y almendras. A las almendras además de contener grasas saludables, en la medicina India de Ayurveda, se les atribuyen propiedades que aumenta el estado intelectual y de longevidad.

Deben saber que las nueces sin procesar, sin sal, son mas saludables y tienden a durar por periodos mas prolongados que la mayoría de las nueces que se encuentran enlatadas o embotelladas. Estas son nueces que han sido asadas y procesadas de alguna manera. A diferencia de los alimentos procesados para aumentar su vida de venta en el merado, las nueces asadas duran menos, ya que tienen menos contenido de grasas desaturadas y son mas susceptibles a oxidación. Las nueces asadas que están pasadas de su tiempo no se deben comer, y tendrán un olor a pintura o petróleo ligero, debido a su contenido de grasa oxigenada.

Las nueces y las semillas además contienen alta concentración de vitamina E y fibras.

Las grasas son fuente concentrada de energía. Se necesita para la absorción de algunas vitaminas como la vitamina A, E, K, D y carotenoides, así como para la síntesis de hormonas. La grasa también le da sabor a las comidas.

Las grasas no tan buenas se conocen como grasas saturadas y las malas como grasas trans-fats. Grasas saturadas se encuentran en las carnes rojas, mantequilla, en leche y productos lácteos como el queso, aceite de coco, cremas y la manteca de cocinar. La manteca de cocinar que era común y que aún todavía se usa en muchos locales para freír comidas es un ejemplo de una grasa malísima. Esta es la grasa que proviene directamente de fuente animal, como los ganados o cerdos.

Este tipo de grasa, forma la denominada grasa transfat que se encuentra en comidas procesadas, en las chucherías, las comidas de restaurantes, sitios que venden hamburguesas, y comidas fritas. También se debe evitar la margarina, aceites parcialmente hidrogenados y aceite de maíz. El aceite de vegetal se debe usar limitado ya que es de alto contenido de Omega 6. Recientemente la ciudad de Nueva York, paso unas regulaciones prohibiendo a los restaurantes y establecimientos que preparan y venden comidas, de utilizar grasa trans-fat en la preparación de sus alimentos.

Recuerde de nuevo que la carne roja contiene principalmente proteína como macronutriente, pero todo corte de carne tiene proporciones variadas de contenido de grasa saturada. El tipo de carne que se consume y el tamaño o cantidad de la porción es importante en una dieta anti-inflamatoria.

Personas vegetarianas que no consumen proteínas proveniente de animal, deben siempre recordar de suplementar el acido graso Omega 3 ya que están deficiente. Existen compuestos de Omega 3 de fuentes como algas, lino y girasol. Tambien hay huevos y leches de soya fortificado de Omega 3. El aceite de hígado de bacalao o aceite de bacalao no es lo mismo que la grasa Omega 3.

Las capsulas o suplementos de Omega 3 que se fabrican hoy dia son, de alta calidad y sin residuos. Todas pasan por un proceso de destilación molecular que le remueve impuridades como mercurio.

Tambien existen suplementos de Omega 3 con diferente sabores.

En conclusión, es importante reconocer las diferencias entre los alimentos y de tratar de escoger alimentos que funcionen para nosotros, en vez de nosotros estar al servicio de los alimentos.

Para repasar rápidamente, existen 3 clases o agrupaciones de alimentos conocidos como macronutrientes. Todos los alimentos que consumimos se encuentran en una de estas 3, que incluyen:

proteínas, carbohidratos y las grasas.

Otros factores de enfermedades crónicas controlables

Después de la alimentación inadecuada, basada en altas calorías y poco contenido nutricional, el estrés es la segunda causa, en la contribución a una mala nutrición y estados crónicos de enfermedad por varios mecanismos.

Al comienzo de los siglos, cuando el ser humano empezó a rodear el planeta, se desarrollo en el, un sistema de preservación basado en sustancias químicas producido y autorregulado por el sistema nervioso del cuerpo. Uno de estos sistemas de preservación del organismo, se conoce como una respuesta "fight or flight" en el Inglés, que en Español se traduce a "lucha o huida". Básicamente cuando el ser humano se sentía amenazado, el sistema nervioso simpatetico, automáticamente libera sustancias químicas que producen una respuesta en el organismo en preparación para cualquier eventualidad que pueda ocurrir como consecuencia de la amenaza percibida. Hoy dia, en estados de estrés, ansiedad, melancolía, angustia o depresión, se liberan una multitud de sustancias químicas, neurotransmisoras parecidas. Lo que provoca es una elevación transitoria de la presión arterial, un aumento en la pulsación y latidos del corazón, aumento en el tono muscular del cuerpo y una vasoconstricción de las arterias a nivel corporal. Todos los cuales estimulan el corazón, al sistema cardiaco y el sistema nervioso. Estos cambios son debido a un aumento en la secreción de hormonas como el cortisol, la adrenalina y otras sustancias de regulación corporal. De corto plazo, la estimulación es apropiada y ayuda a preservar al individuo, pero a largo plazo, de forma crónica y continua, con el tiempo, contribuyen a muchas de las enfermedades que todos conocemos hoy dia.

Algunas de estas condiciones y enfermedades que resultan del estrés crónico incluyen: la fatiga crónica, trastornos de la presión arterial, trastornos cardiacos, arritmias, dolores de cabeza, la fibromialgia, migraña, alcoholismo, ß u, la perdida de pelo, la diabetes, trastornos de sueño como insomnio, dolores crónicos, trastornos inmunológicos como artritis reumatoidea, trastornos digestivos como ulceras, trastornos de alimentación como la bulimia, la anorexia, y la obesidad. El desarrollo de estas condiciones es principalmente por una conexión bioquímica directa entre la ingestión de alimentos y la producción de procesos inflamatorios en el cuerpo.

En algunas enfermedades o condiciones digestivas, se utiliza dietas de tipo de eliminación como parte del tratamiento. Aplicada en esta situación, las dietas de eliminación son beneficiosas.

Como ejemplo, lo primero que se recomienda a personas con elevación de niveles de azúcar o en diabéticos tipo 2, es una dieta reducida de carbohidratos. En pacientes que sufren de trastornos cardiacos se les recomienda una dieta bajo de grasa y sodio. Pacientes con insuficiencia renal, se le disminuye o elimina el contenido de proteína, al igual que a pacientes que padecen de colitis ulcerativa.

Un estudio publicado en el 2002, en la revista médica, el New England Journal of Medicine, detalló que personas que tenían niveles altos de un aminoácido toxico, conocido como homocistina, tuvieron doble el riesgo de desarrollar la enfermedad de Alzheimer. Niveles alto de homocistina se asocian con el consumo alto de carnes, mientras que el consumo de vegetales y frutas con su alto contenido de vitamina B y acido fólico, reduce niveles de homocistina. Actualmente se estudia el efecto de diferentes clases de dietas, con el desarrollo y en el tratamiento del mal de Alzheimers.

Como estas, existen un sin numero de otras enfermedades crónicas, en las cuales un cambio de la dieta forman una parte integral del tratamiento.

El reconocimiento de la importancia de la alimentación y la dieta equivalente a las medicinas, forma una parte integral de la medicina Ayurveda, al igual que la medicina tradicional de la China, ambas de las cuales son sistemas médicos completos que ha existido por mas de 5000 años.

En la actualidad, las preocupaciones sobre el estado de la economía, sobre problemas familiares, o sobre el propio estado de la salud, son factores de estrés, que muy frecuentemente afecta a las personas que vemos en consulta. Las causas de estas preocupaciones, al igual que su tratamiento será tema para otra oportunidad.

El estrés influye a la motilidad del tracto digestivo directamente.

Recuerde que los intestinos y el tracto digestivo completo esta inervado por el sistema nervioso. El estrés frecuentemente causa una estimulación de los nervios simpáticos que produce una hiperactividad en la secreción de acido gástrico, la perístasis o movilidad de los intestinos, resultando en la producción de diferente sintomatología desde dolor abdominal, a diarrea, a otras enfermedades y disfunción digestivas crónicas como reflujo, ulceraciones etc. Por eso es que muchas personas toman una medicina llamada clordiazepoxido

(Librax®), que funciona como anticolinérgico y anti-espasmódico para aliviar factores emocionales y somáticos asociados con alteraciones digestivas de componente emocional. El estrés sicológico también es frecuente causa de ataques agudo de colon irritable (Soderholm et. al. 2002).

Además de la estimulación del sistema nervioso simpatetico y sus procesos fisiológicos y bioquímicos de inflamación, el estrés tambien causa que comamos aun sin tener deseo por la misma ansiedad, la depresión y la soledad los cuales tambien contribuyen a enfermedades crónicas.

Muchos utilizan la comida como amigo, y acompáñate fiel. El comer entretiene, y hace que uno se sienta lleno y completo. Produce en muchas ocasiones una sensación de satisfacción, sensación que probablemente no reciba de otra forma o de otra persona.

Personas que padecen de depresión o ansiedad, muchas veces lo manifiestan por vía oral, con el consumo de comidas.

Hay un dicho en Español, que dice "comemos con los ojos". Quiere decir que muchas veces tenemos un poco de hambre, pero al ver la selecciones y las cantidades de comidas que tenemos a nuestro alcance, nos desbordamos y comemos mas de la cuenta. En estas ocasiones no comemos para satisfacer hambre sino, que hay tanta abundancia de comida, con apariencia tan sabrosa, que huelen tan deliciosas, que se tiene que aprovechar el momento y tenemos que probar un poco de todo. Al final, no solo satisfacemos el hambre sino que nos atragantamos y nos llenamos.

Cuantos de nosotros no hemos sido culpables o seguimos siendo culpables de comer en exceso debido a que comemos con los ojos?

Factores genéticos y hereditarios

Hay personas que desgraciadamente padecen de enfermedades desde que son joven. En la mayoría de estos casos, la causa es debido a la herencia de genes que se transmiten de padres a hijo, a través de las generaciones, dependiendo del modo de herencia.

Algunos ejemplos de enfermedades con componentes hereditarios incluyen: alteraciones hematológicas, como le hemofilia, la esferocitosis, y algunos cánceres. Algunas cardiomiopatias (debilidad del músculo cardiaco), arritmias, la diabetes juvenil, aneurismas cerebrales, alteraciones de la piel, infarto cardiaco, elevación de colesterol y trastornos digestivos como son la enfermedad de Celica, la colitis ulcerativa, la enfermedad de Crohns, el síndrome de Marfán, la fibrosis cística y riñones poliquístico, y muchos otras condiciones.

Estas condiciones se manifestaran, en descendientes de personas que cargan el gen particular de la condición. Aunque existen algunos métodos para detectar la condición a temprana edad (como se hace de rutina a recién nacidos en los EEUU para la detección de la fenylketonuria) y se han realizado estudios pequeños donde en algunas condiciones se ha podido remover el gen alterado previniendo la condición, en la mayoría de los casos, la persona no puede tomar acción preventiva.

Por ejemplo, veo muchos pacientes en buen estado físico, que se consideran estar en buena salud, sin condiciones o problema médicos previo, que se sorprenden al ser informado que sus niveles de colesterol en análisis de sangre, se encuentran altamente elevados. Sus reacciones siempre es la de incrédulo. Responden que siempre se han sentido bien y saludable, que cuidan sus dietas, hacen ejercicios y se cuidan la salud. No entienden como es posible que los niveles de su colesterol se encuentren tan elevados.

Niveles de colesterol alto en estas personas que no están con sobre peso, o que están presente en personas de edades jóvenes, casi siempre es debido a problema genético. Heredaron genes de sus padres que afectan la producción de enzimas a nivel hepático, responsable para el transporte y eliminación de grasas y colesterol del cuerpo. Lo que resulta es una disminución en la eliminación de colesterol resultando en niveles alto de colesterol, triglicéridos y otros componentes de grasas.

Esta situación es común, los pacientes se encuentran saludables, en buen estado físico, y se sienten bien, sin malestar.

Es importante que todos reconozcan que una de las funciones normales del hígado, es de producir colesterol y otras clases de grasas.

No solo es normal, sino necesario para mantener un buen estado de salud. El colesterol y los diferentes componentes de grasas que produce el hígado son necesarias para varias funciones del cuerpo, especialmente para la producción de hormonas y para el transporte de moléculas de grasas excesivas y dañinas para ser eliminadas del cuerpo.

Al igual que el sistema nervioso simpatético previamente mencionado, la producción de grasas, como es el colesterol, tiene su origen al comienzo de la etapa del desarrollo del hombre. Durante tiempos de escasez alimenticia como las que existían al comienzo de la historia, el hígado desarrollo la capacidad de producir grasa, necesaria para las funciones del cuerpo humano. La mayoría de los procesos y funciones del cuerpo que nos benefician hoy dia, es producto del desarrollando de nuestra especie, durante los siglos que nos precedieron, todos, con fine de preservar la especie humana.

Personas que sufren de niveles de colesterol elevados, se debe a una deficiencia genética enzimática que al no poder eliminar el exceso de grasas de la corriente sanguínea, mantienen niveles altos de colesterol y otras grasas. Estas personas, aunque hagan ejercicios, cuiden sus alimentos, tienen que tener mas cuidado en cuanto a su nutrición que las demás personas y necesitaran tomar medicamentos para bajar los niveles elevados de colesterol.

Familiares de individuos que padecen de estos niveles elevados de colesterol, como hermanos o hermanas, deberían ser evaluado por análisis de sangre, ya que tienen alta probabilidad de tambien tener una alteración genética similar y estar padeciendo de niveles elevado de colesterol. Incluso, es tan frecuente que ocurre esta alteración en la elevación de los niveles de colesterol a través de miembros de la misma familia, que se reconoce esta condición como hipercolesterolemia familiar. Puede existir elevación en el nivel del colesterol total, de los triglicéridos, o del LDL (colesterol malo)

individualmente, o en combinaciones con elevación de las diferente clases de grasas.

La Nutrición de Hoy.

Vamos ahora a tomar lo que ya hemos aprendido para poder tratar de entender mejor, cómo todo estos cambios en la alimentación y en el estilo de vida que llevamos hoy, ha llegado a afectar nuestra salud.

Recuerden que en tiempos atrás, no existía el tipo de comida

"occidental", de franquicia, procesada. Se consumían más vegetales, granos y frutas naturales. Las proteínas que eran adquiridas procedían principalmente de las plantas, no de animales, y las carnes, cuando se conseguía, eran de animales que se criaron de forma natural.

Las porciones de las comidas antiguamente, típicamente eran mucho mas pequeñas de las de hoy, donde con frecuencia se sirven porciones que tradicionalmente podrían alimentar a una pareja y donde se puede pedir o comprar porciones de comidas de tamaño

"súper".

El tamaño de las porciones de las comidas que se consumen hoy están directamente relacionado con la epidemia de obesidad y causa la mayoría de los nuevos casos de la diabetes.

Sabía usted que el hamburger original servido por McDonald's en 1948, era de 1. 8 onzas (53 gr.)? Hoy dia el mismo hambuger es de 3.5 onzas (100gr), un aumento de casi 100%, con un doble de las calorías del hamburger original. Esto es sin tomar en cuenta que el hamburger típico que se consume consta entre 5 oz. (151 gr.), a 8 oz. (227 gr.) de carne. En average, un Norteamericano come un promedio de 3 hamburguesa a la semana.

En comparación, según la medicina tradicional India, Ayurveda, la capacidad del estomago es de 3 puñados. Un puñado para el alimento, otro puñado de agua y el ultimo como espacio vacío, para que la materia de alimento pueda mezclarse bien con el agua.

Debido al tamaño de las porciones, una comida típica que se consigue en cualquier establecimiento hoy dia, contiene el equivalente en calorías, de lo que se recomienda a consumir en todo el dia.

Algunos desayunos y hamburguesas de restaurante de franquicia, como McDonalds o Burger King pueden llegar a contener un promedio de 740 calorías y casi 50 gramos de grasa saturada.

Añádele un pedazo de queso a la hamburguesa, y le sube el total de calorías y grasa aun más.

Aparentemente algo tan inocente como las rosetas de maíz que se venden en los teatros y cines, pueden ser peligrosas para la salud.

Primero que nada, no hay que ver mas, que el tamaño gigantesco del contenido de las rosetas para reconocer el problema que existe con las porciones de los productos alimenticios. El tamaño mas pequeño que venden, es de 8 oz.

Debido a la cantidad de la porción y en la manera que se produce con aceites, un contenido de rosetas de maíz grande, en average, contiene unas 1600 calorías y casi 60 gramos de grasa, la cantidad que típicamente se debe consumir en 4 días! Si se le añade la

"mantequilla", que en si no es mantequilla sino un producto de aceites, la caloría aumenta más. Para que tengan idea de la cantidad de calorías que esto significa, es el equivalente a comerse una docena de doughnuts.

Tomamos menos agua limpia, y mas líquidos artificiales, sodas, refrescos y otras sustancias de alta calorías modificadas con azucares artificiales.

Los refrescos han ido aumentando de tamaño, de 8 oz. a 12, 16 y 32 oz., con un similar aumento de calorías. Un refresco de 32 oz., contienen en average unas 310 calorías. Del mismo modo, el consumo de refrescos ha aumentado de 25 galones al año en el 1975 a 50 galones al año en el 2000. Debido al bajo costo de la fructosa derivada del maíz, se ha podido aumentar el tamaño de la porción de los refrescos, mientras se disminuye el costo de su producción, lo que ha aumentado las ganancias de los fabricantes de refrescos.

Y es precisamente debido a que la industria reconoce de que como humanos, la mayoría de las veces, comemos con los ojos. Si se le ofrece mas comida, a un costo mayor, se venderá mas de esa comida y habrá mas ganancia. Esto es básicamente la razón del aumento en el tamaño de las porciones.

Recuerden como se ha dicho, que estamos consumiendo un 10% de las calorías, de endulzadores derivado del maíz, en forma de sirope de alto contenido de fructosa. Un componente derivado del maíz, que se le añade y se encuentra en una gran mayoría de productos alimenticios procesados y que están asociados con el aumento de casos de obesidad.

Se han ido explicando varios detalles sobre la fructosa derivada del maíz, en algunas secciones de este libro que necesita ser completada.

Debido al aumento y uso rutinario del sirope de fructosa de maíz en el 70% de todo los productos procesados en la actualidad y su asociación con los niveles de obesidad y enfermedades crónicas, creo que se debe explicar un poco mas sobre esta sustancia.

La fructosa derivada del maíz, existe desde la década del '70, pero su uso rutinario en la alimentación, comenzó alrededor de los 80's.

En los '70's el consumo de la fructosa derivada del maíz era menos de una libra al año comparado a un average de 62.5 lb. de fructosa derivada del maíz en el, 1997, según un estudio publicado en el American Journal of Clinical Nutrition.

Según el FDA (la Administración de Drogas y Alimentos de los EEUU), en los EEUU, la fructosa derivada del maíz, ha sobrepasado el consumo de azúcar refinada, en cantidad de consumo.

Contrario a su nombre, el sirope de maíz con alto contenido de fructosa en realidad no contiene mucha cantidad de fructosa. Se compone de un 42% o 55% de fructosa y el resto de glucosa, en comparación a el azúcar que esta compuesto de 50% de fructosa y el otro 50% de glucosa.

La fructosa derivada del maíz contribuye a la epidemia de la obesidad debido a que se encuentra en un gran porcentaje de comidas y productos alimenticios. Su mecanismo en la producción de la obesidad consiste en que es el carbohidrato que mas fácil y directamente se convierte en grasa. Funciona como un regulador, que apaga la sensación de llenura, causando que tengamos hambre continua. Como se menciono en la sección de los carbohidratos, la fructosa es el azúcar natural que se encuentra en frutas, por eso el nombre de fructosa. El azúcar natural del maíz, es la glucosa, un azúcar que es utilizada por el cuerpo eficientemente y de forma completa. La glucosa como ya mencionada, es una fuente de energía inmediata, almacenada en el hígado y músculos para su uso luego y como ultimo paso, metabolizado a grasa. La fructosa derivada del maíz, al contrario, es un azúcar que no es utilizada de inmediato como fuente de energía por el cuerpo y en vez, se almacena directamente en forma de grasa. La fructosa natural que esta contenida en la miel o en las frutas, es saludable primero que nada porque la cantidad que contienen estas es pequeña. La fructosa que viene de la miel, o frutas además contienen concentraciones de fibras naturales, vitaminas y minerales, todo lo que hace que estos alimentos se consideren una fuente de alimento saludable para nosotros.

En comparación, la cantidad de fructosa derivada del maíz con sus efectos al cuerpo, se consume en mas cantidades. La fructosa derivada del maíz además de endulzador, es utilizada mas comúnmente para otras funciones. Mejora los sabores de algunos alimentos como la pasta, salsas de tomates y condimentos. Mejora el sabor de los yogurt de frutas, y regula la cantidad de acidez. En comidas procesadas que se hornea, la fructosa derivada del maíz, le da el color tostado, marrón a los panes, pasteles, y permite que se cocine el producto de forma mas uniforme. En frutas enlatadas mantiene la consistencia de la fruta, previniendo su descomposición, y disminuye el daño causado por el frío en frutas congeladas. En bebidas, productos de granola, y refrescos concentrados congelados, actúa para estabilizar el producto, permitiendo que el producto dure por periodos mas largos, extendiendo su vida media útil.

Como ya sabemos, las carnes que se utilizan en la industria de comidas para el consumidor, son de bajo precio debido a el bajo costo de la cría de animales y de las cosechas comestibles, por su producción automatizada y de escala. Esta reducción en el precio de las carnes, y lo fácil que es en conseguirla ha hecho que los Norteaméricanos, estén comiendo mas cantidad de carne que en la historia previa del país. En average, una persona en los EEUU consume unas 200 libras (91 kilos) de carne anualmente.

Además, que debido al cambio de la composición de las dietas que se le dá a los animales para la alimentación humana, la calidad de la carne ha cambiado. Recuerde que la cría de los pollos está basado en pollos que se mantienen encerrados en espacios pequeños, por la duración de su madurez que es corta. Se ha logrado producir un

"producto" mas grande, de mas peso, desarrollado en ambientes controlados bajo condiciones artificiales tipo de factoría, en un tiempo reducido de 48 días. Una disminución de 33% en el tiempo de maduración natural típico de un crecimiento y desarrollo normal.

Sin embargo, resultando en un animal mas grande, con mas carne gracias no a la naturaleza, sino a la ciencia.

Estos métodos de crianza, también niegan que estos animales sean expuestos y reciban los beneficios de la naturaleza. Beneficios como los nutrientes y las vitaminas que provienen del sol, de los micro-organismos y minerales que se encuentran en la tierra. Se les niega provecho a las diferentes plantas, hierbas, y agua fresca, cada de los cuales son fuentes importantes de una variedad de vitaminas, grasas y minerales esenciales que solo se consiguen de forma natural. Animales de consumo humano, "engordados" no alimentados, con sustancias compuestas de alto contenido calórico, que tradicionalmente nunca ha formado su forma de alimentación.

Materia alimenticia cientíicamente producidas basada de el maíz, alto en calorías con menos variedad nutritiva en vez de alimentos naturales basado en hierba, grama y pastos.

Carnes que como resultado, serán de menor calidad, y valor nutritivo y que pueden contener niveles trazos y variados de hormonas, antibióticos y con mayor concentración de acido grasos potencialmente dañino conocido como Omega 6.

Los ácidos grasos Omega 6, son grasas que se necesitan adquirir de la dieta. Lo que ha estado sucediendo en los últimos años es que la composición de las carnes baratas que consumimos de rutina hoy, contienen mas concentración de omega 6. Esto se debe en parte a que las dietas y los alimentos de engordar utilizado por la industria, que es basado en el maíz, en comparación a las dietas tradicionales basada en hierbas y pastos las cuales son fuentes de acido grasos saludables, omega 3. Las comidas procesadas, refinadas y fritas tambien contienen concentraciones elevadas de omega 6 y como hemos estado comiendo mas cantidades de estas clases de comidas, consumimos mas cantidades de omega 6, produciendo un desbalance en relación a la omega 3. El aumento en el consumo de omega 6, con el tiempo puede producir alteraciones bioquímicas y estimula procesos infamatorios en el cuerpo, que puede eventualmente producir daños a las células.

El aumento del consumo de omega 6, ha sido implicado como otro factor importante en el desarrollo de condiciones asociadas con niveles elevados de inflamación crónica que se ven hoy dia.

Condiciones que frecuentemente puede resultar en enfermedades crónicas.

La alimentación de tipo "occidental' eg; comidas baratas, de alto contenido calórico, grasas saturadas y de poco valor nutricional, esta asociada con el desarrollo de enfermedades cardiovasculares.

En el Japón por ejemplo, donde se han estado introduciendo comidas procesadas de tipo franquicias, parecida a las de la dieta típica Americana, se ha visto un aumento en enfermedades cardiovasculares y enfermedades crónicas incluyendo un aumento en los niveles de obesidad parecidas al de los EEUU. Estos aumentos en enfermedades crónicas se le atribuyen al contenido alto de ácidos grasos específicamente grasas de tipo Omega 6, a expensa de la dieta tradicional Japonesa basada en pescados, con alto contenido de grasas naturales buena, Omega 3.

No se debe evitar el Omega 6, lo que si se debe es limitar y reducir el consumo de alimentos que resultan en niveles altos de este. Al mismo tiempo, debemos de aumentar la ingestión de alimentos o suplementos del Omega 3.

La dieta occidental o norteamericana típica, que se puede encontrar en la mayoría de los países latinoamericanos, consiste en alimentos que proporcionan de un 8-15 % de acido grasos Omega 6.

Actualmente se está estudiando las proporciones ideales de ambas Omega 6 y Omega 3, ya que se postula que una reducción en el consumo de Omega 6 a niveles por debajo de los 5%, puede resultar en una reducción en niveles de inflamación crónico.

Ahora, imagínense que usted, su familia, y sus hijos han estado comiendo estos tipos de comidas y sustancias todo los días por una vida, y pueden empezar a reconocer el daño que se ha creado en el cuerpo. Las sodas y bebidas con azúcares artificiales. Las comidas denominadas chucherías, o chatarra, (altamente procesadas, refinadas y compuestas de azúcares), empaquetadas y en venta en maquinas.

Comidas repletas de sustancias químicas cuyos efectos a largo plazo, nunca se han estudiado, pero que se han reconocido como contribuyentes a enfermedades crónicas, debido a la producción de sustancias pro-inflamatorias en el cuerpo humano.

Esta es la clase de comidas altamente procesadas y de composición alterada, muy diferente a su forma original, que forma la base de la dieta principal de una gran mayoría de personas que comemos en restaurantes y establecimientos de franquicia. Comidas y "productos"

la mayoría de las cuales son fritas en mantecas y grasa. El aumento del consumo de esta clase de comidas repleta de grasa saturada y calorías en cantidades desproporcionalmente gigantesca es la causa principal del aumento de enfermedades como la obesidad, la presión arterial elevada, las enfermedades cardiovasculares, la pre-diabetes y la diabetes y esta es una lista parcial. La incidencia de obesidad y diabetes en niños y jóvenes es paralela al aumento del consumo de calorías en la dieta.

La asociación de alimentos a enfermedades crónicas es extensa.

La colitis ulcerativa es una condición crónica del tracto digestivo que afecta principalmente a niños y jóvenes, ya que comienza a desarrollarse a temprana edad. En estudios realizados en estos pacientes, se ha encontrado niveles elevados de sulfuro de hidrogeno en los intestinos, debido a que estas personas no son capaces de digerir e eliminar estas moléculas, como lo hacen las personas sin la enfermedad de colitis ulcerativa. Las moléculas de sulfuro de hidrogeno provienen de carnes rojas, de comidas procesadas como las salchichas, los huevos, las cervezas y grasas saturadas por lo que son prohibidas en esta condiciones, para prevenir un ataque agudo.

En comparación a la colitis ulcerativa, el desarrollo de la enfermedad de Crohn en personas predispuestas genéticamente, se asocia con el consumo de alimentos y dietas de alto contenido de carbohidratos y azúcares simples.

La enfermedad de Crohn es la otra enfermedad inflamatoria crónica del tracto digestivo y con la colitis ulcerativa se reconoce con el nombre de *enfermedades intestinal inflamatoria.*

Estos mecanismos de enfermedad, comparten con los nuevos hallazgos descubierto en la Universidad de Duke, y previamente mencionado en relación a la flora intestinal y las bacterias y micro-organismos que forman el microbiomo.

En conclusión una dieta de tipo Norteamericana que es altamente procesada, y que consiste de alto contenido de grasas saturadas, con alto contenido de ácidos grasoso Omega 6, azucares/carbohidratos refinados, son factores de riesgo para estas enfermedades crónicas inflamatorias.

Aunque siempre han habido personas que han reconocidos los beneficios de la alimentación sana y evitan comidas procesadas, fritas de tipo de franquicia, muchos mas están ahora empezando a solicitar esta clase de alimentos. La industria alimenticia al igual que de restaurantes y franquicia han comenzado a tomar la iniciativa de introducir alimentos menos grasos y mas saludables en sus menús.
.

McDonald's, por ejemplo ha introducido frutas, leche descremada, aumentó su selección de ensaladas, e introdujo la avena con frutas para el desayuno. De igual manera las demás cadenas de franquicia para no perder clientes y atraer más, también han expandido sus selecciones de ensaladas y alimentos mas saludables.

Debido al costo asociado a la epidemia de la obesidad, la ciudad de Nueva York en el 2008, fue la primera ciudad que prohibió el uso total de la grasa trans-fat, la peor de las grasas saturadas, en todo los restaurantes, franquicias de comida y negocios de venta de comidas.

Muchos sistemas escolares a través de la nación, han eliminado los refrescos, los dulces, las comidas fritas y procesadas, y las han re-emplazado por agua, jugos, frutas y vegetales frescos.

La sociedad, finalmente, se esta dando cuenta de la importancia y de el rol que la comida y la nutrición tienen, con la obesidad y las enfermedades comunes relacionadas a ella que han ido en aumento y están demandando alternativas mas saludables. Algo que sinceramente es de agrado.

Obesogenes, una nueva causa de la obesidad.

Otro factor relativamente nuevo pero ya establecido como contribuyente a la obesidad en personas jóvenes, es el de la obesogene.

La definición de obesogene es de, compuestos ajenos al cuerpo que se piensan que interfieren con el metabolismo de los lípidos, que resulta en la producción de la obesidad.

En el 2002, la Dra. Paula Baille-Hamilton publicó en una revista médica su observación que los niveles de obesidad en los previos 40 años, había aumentado de manera paralela al uso de pesticidas y sustancias químicas utilizadas en la industria de fabricación de materiales plásticos. Ella fue la primera en postular la posibilidad de que hubiese una relación entre la exposición a estas sustancias en el medio ambiente de la madre, con el feto desarrollándose dentro del útero. Una relación de estar expuesto, que pudiera resultar en que el recién nacido tuviera una mayor predisposición de desarrollar obesidad, durante sus primeros meses de vida.

Ya se conocía la asociación de la ingesta de ciertas sustancias por la madre embarazada, con el desarrollo de una enfermedad en el feto.

Así que la idea que una exposición a cierta sustancia, o químicas por la madre, durante su embarazo podría resultar o estar asociada a cambios en el progenitor, ya estaba bien establecido.

En el 2006, la escuela de salud publica de la Universidad de Harvard, reportó haber encontrando un aumento de un 73%, en los niveles de obesidad, en infantes menores de 6 meses de nacido, desde los años 1980's. La búsqueda de la causa o las causas de la epidemia de niveles de obesidad en infantes menores de seis meses de edad, necesitó la búsqueda de otros factores no tradicionales, fuera de la alimentación. Factores como sustancias llamadas obesogenes, que son sustancias como pesticidas que actúan a nivel del sistema endocrinológico, actuando como disruptor. Sustancias parecidas a lo que fue observado y descrito en el 2002 por la Dra. Baille-Hamilton.

Se estaba acumulando información sobre la existencia de contaminantes ambientales con efectos hormonales. Sustancias que luego son capaces de actuar a nivel genético en el feto y del recién nacido, para convertir mas células progenitoras, en células adiposas que se mantienen con la persona de por vida. Ademas de tener mas células adiposas, estos estímulos causan una reducción en los niveles metabólicos, lo que permite que el cuerpo acumule calorías y las queme con más dificultad. Según, el Instituto Nacional de la Ciencias de la Salud Ambiental, "el estar expuesto a sustancias químicas del medio ambiente, en un momento determinado y critico durante el desarrollo, puede estar contribuyendo a las epidemia de la obesidad, especialmente en personas por debajo de los 50 años de edad." Esto puede explicar la razón por la cual hay personas que comen menos cantidad de comida, y hacen ejercicios, y se siguen encontrando con mas peso que sus amigos que aparentemente comen lo que quieren, y siempre están flacos.

Científicos han encontrado que un compuesto utilizado comúnmente en la fabricación de plásticos incluyendo los biberones de bebes conocido como bisofenol A, produce cambios en células experimentales llamadas pre-fibroblastos. Estas células precursoras, aun no comprometidas, pueden coger varias vías de desarrollo al ser estimuladas, y la mayoría se convierte en tejido conectivo. Células expuestas a bisofenol A, se convirtieron en células de grasa, y las células de grasa ya existentes, aumentaron.

Otro componente químico estudiado que es relacionado con la obesidad es el tributyltin, un desinfectante y fungicida. En estudios realizados en ratas embarazadas, el suministro de tributyltin a las ratas resulto en ratoncitos con mas células adiposa, que se convirtieron mas gordo al llegar a su madurez. Se idéntifico que esta sustancia activa un receptor denominado PPAR gamma, que actúa como un selector. Bajo algunos estímulos permite que las células se desarrollen en fibroblastos y tejido conectivo, mientras que bajo otros estímulos, causa el desarrollo de células adiposas. La activación del receptor PPAR gamma por los medicamentos para la diabetes, Avandia™ y Actos™ es el mecanismo por lo cual estas dos medicinas produce engordecimiento como efecto secundario.

Además de estos dos compuestos, se han encontrado sustancias químicas llamadas ftalatos utilizado para fabricar los rollos de papeles plásticos para envolver los alimentos y compuestos perfluoroalkyl, utilizado como componente de los compuestos aplicados a la superficie de sartenes de cocinar, para que no se pegue la comida.

En España en el 2005, científicos demostraron que mientras mas pesticidas se puso en contacto a fetos desarrollándose, mas alto su riesgo de ser gordos como niños. En el 2008, científicos en Bélgica, reportaron que niños expuestos a niveles altos de componentes del pesticida DDT, antes de nacer, eran mas gordos que los expuestos a niveles bajos.

La cantidad de células adiposas que se forman durante el desarrollo intra-uterino, se mantendrá por el resto de la vida. Investigaciones recientes han concluido además, que la estimulación por obesogenos, pueden re-programar al sistema metabólico, pre-disponiendo a esa persona a ser sobre pasado de peso, gordo y obeso.

Otra consecuencia de una cantidad aumentada de adipositos es que además de almacenar grasa, estas células funcionan en la regulación del apetito. Producen hormonas que actúan en el cerebro para hacernos sentir hambre. Mientras más células adiposas, más hambre uno siente y como consecuencia, más se come y más grasa se acumula en los adipositos.

Estos estudios indican una posible relación entre la exposición a sustancias químicas durante el desarrollo intra-uterino, con la obesidad. Deben recordar también, que una persona que siempre ha sido flaco o de peso normal durante su vida, y que luego comience a engordar con la edad, no es producto de los obseogenes.

Para reducir la exposición a obesogenos, se debe limitar el uso de contenedores plásticos. En vez de usar estos, guarden la comida en platos de papel, papel aluminio o de cera, o en platos de cristal.

Si sigue y desea utilizar contenedores plásticos, antes de comprar estos, busque en el envase avisos o sellos que indican que el producto es libre de sustancias potencialmente toxicas como los phthalates. Recuerde que contenedores plásticos desechables como los que se usan para el agua, aceite, vinagre y otros líquidos alimenticios son fabricados con derivados de estos plásticos.

En el mundo de la medicina tradicional de la India conocida como Ayurveda, así como la medicina tradicional china, la nutrición y alimentación se considera como medicamento y forma parte integral para mantener un estado de salud balanceado y sano.

Dieta anti-inflamatoria

Ya se ha explicado el estado de las comidas y alimentos que se consumen hoy dia en nuestras sociedades industrializadas.

Los cambios que han ocurrido a través de las ultimas décadas en la calidad de las comidas y alimentos que ha cambiado y alterado la alimentación y la dieta típica del hombre. Se puede decir que las costumbres alimenticias han cambiado la sociedad, en vez de la sociedad cambiar las costumbres alimenticias. Estos cambios de la dieta que se ven a través de los países, paralela al desarrollo y a la progresión de las epidemias de enfermedades crónicas que existen hoy.

Afortunadamente, en los últimos años, ha habido un aumento de información sobre la importancia que existe entre la alimentación y su relación con las enfermedades. Yo soy uno de los que creen que los alimentos que consumimos actúan como medicamentos. Un concepto nuevo para las sociedades modernizadas del Occidente, pero el conocimiento que se ha utilizado por los últimos 5000 años, en la medicina tradicional de la India conocido como Ayurveda.

Nuestras sociedades ha comenzado a reconocer la importancia de esta asociación basada en los gastos fuera de control utilizado por los sistemas de salud, que en la mayoría de los países, ocupa el primer o segundo lugar.

Nuestra alimentación y dietas al igual que nuestros estilo de vida, son los factores principales de las enfermedades crónicas que afectan a la mayorías de la población. Condiciones previamente mencionadas, la mayoría de las cuales pueden ser reversibles si se tratan a tiempo.

Que es una dieta anti-inflamatoria?

La dieta anti-inflamatoria es cualquier dieta que se basa en alimentos naturales y frescos. Alimentos libre de sustancias químicas durante su cría, cosecha y preparación. Alimentos que son ricos en componentes nutritivos denominados fitonutrientes. Sustancias ricas en anti-oxidantes y sustancias que protegen al organismo humano de procesos nocivos. Mientra más puro y natural es el alimento, más nutrientes y más saludable. Para lograr este nivel de frescura, estos alimentos no son tratado con pesticidas, preservativos, hormonas, antibióticos o compuestos artificiales.

Alimentos en contraste a los alimentos descompuestos, procesados, alterados de alto contenido de grasa y calorías, típicos de la mayoría de las comidas de hoy.

Los alimentos anti-inflamatorios típicamente son reconocido como alimentos orgánicos. Debido a la intensidad de la labor necesaria para su cosecha, las cantidades limitadas de su producción, y el tiempo necesario mas prolongado para su madurez, estos productos tienden a ser mas caros.

Deben de reconocer que mientra la industria relacionada con cultivos de granos como el maíz, controlado por corporaciones multinacionales es altamente subsidiada por el gobierno de los

EEUU, el sector agricultor independiente de alimentos naturales de tipo orgánico, no se beneficia de tal subsidio o ayuda económica.

Solamente en el 2009, se les otorgó $15.4 billiones de dólares en subsidios a la industria del maíz, algodón, arroz, soya y trigo, mientras que para los agricultores de vegetales, frutas y alimentos orgánicos recibieron solamente $825 millones de dólares. Y este subsidio no se le dio directamente a los agricultores, sino que fue utilizado para ayudar a sistemas escolares para comprar estos productos. (www.grist.org09.21.2010).

Frutas naturales como las bayas, moras, fresas y arándanos, todas con alto contenido de anti-oxidantes naturales como previamente explicamos.

Vegetales frescos para poder retener sus alto contenidos de vitaminas, minerales y fibras.

Carnes orgánicas sin las cantidades de hormonas, antibióticos y aditivos como productos del maíz. Carnes que resultan además, con bajo contenido de Omega 6.

La dieta anti-inflamatoria además usa aceites mono-saturado en vez de otro tipos de aceites como el aceite de vegetal. Aceites de oliva o de lino, que protegen la salud debido a su composición estructural.

Elimina aceites y grasa saturadas y especialmente la manteca y grasas tipo *trans*fat.

Componentes de una dieta anti-inflamatorios también consisten en alimentos de alto contenidos de acido grasoso Omega 3. Ya sea adquirida por los alimentos como se mencionó o en suplemento.

Recuerden que el Omega 3 es un componente de la dieta que disminuye los niveles de inflamación crónica y está establecido como protector contra las enfermedades cardiovasculares y reducen los procesos de inflamación crónica.

Los beneficios del Omega 3, se reconocieron en la década de los

'70's, con el estudio realizado con tribus de nativos indígenas de Greenlandia llamado los Inuitos. Se noto que la dieta típica de estos indios consistía de altas cantidades de pescados grasos frescos y que padecían de baja incidencia de enfermedades cardiovasculares. Este ácido grasoso se encuentra en pescados grasos como el salmón y las sardinas y en algunas fuentes de planta como el lino. Las carnes de los animales que se alimentan de forma tradicional a través de hierbas, contienen una concentración alta de Omega 3. Como previamente mencionado, la desproporción en el consumo de omega 6 (alto) y omega 3 (bajo), es otro factor que en parte puede explicar el aumento en las enfermedades crónicas que padecemos hoy dia debido a la alimentación. Debido a sus efectos beneficiosos para la salud, se recomienda su ingestión diaria en la dieta.

El Omega 3 está compuesto principalmente por 3 componentes de ácido grasoso. Estos son: el ácido docosahexaenoico (DHA), el ácido eicosapentaenoic (EPA) y el ácido -linolénico (LA). Los suplementos de Omega 3 tambien se conocen coloquialmente como aceite de pescado. En general, el pescado a que se refieren es al salmón. Existen muchos productos cuyas formulaciones consisten en variada concentración del contenido de "aceite de pescado".

Estos se pueden comprar comúnmente en los mercados, farmacias y otros centros de venta. los envases indican los miligramos contenidos.

Deben de recordar que los miligramos que indica el frasco en letras grandes, es el compuesto total, de toda clase de aceites de pescado, que contiene una dosis. Una dosis puede ser una tableta al dia o dos tabletas al dia, al igual que puede ser en cucharadas ya que se puede conseguir omega 3 en forma liquida. Cada formulario, o producto es diferente en su forma y concentración de omega 3.

Cuando los médicos recomiendan un suplemento de Omega 3, se refiere al contenido de EPA y DHA, ya que estos dos componentes son los que producen los beneficios para la salud. Beneficios que incluyen disminución en la incidencia de muerte, muerte cardiovascular y muerte súbita, (Circulation 105 (16):1897-1903).

Ayuda a aliviar síntomas depresivo, ayuda a disminuir la incidencia de apoplejías, mejora la función inmunológica y ha producido alivio en artritis reumatoidea. En alta concentraciones, de 4 gramos, disminuye niveles elevados de colesterol y triglicéridos.

La recomendación actual para lograr beneficios cardiovasculares así como para efectos anti-depresivos es de una dosis de 900-1000mg al dia de EPA y DHA.

Tengan cuidado. La cantidad indicada en letras grandes, en los envases de estos suplementos tienden ser el contenido total de una mezcla de diferentes aceites del pescado, no del EPA y DHA en particular.

Para identificar la verdadera cantidad de estos dos componentes, deben de localizar la etiqueta nutricional (como el ejemplo a continuación) que indica el actual contenido de los aceites.

NOTA: Hay suplementos que vienen en combinación, de aceites, Omega 3, Omega 6 y hasta Omega 9, los primeros dos o todos los tres, en combinación juntos en una capsula. Estos productos se deben evitar, porque estamos consumiendo una cantidad excesiva de Omega 6 en la actualidad, y el consumo excesivo de Omega 6, como ya saben, es pro-inflamatorio y potencialmente dañino. En cuanto a suplementos de aceites de tipo Omega, personas no vegetarianas deben de escoger suplementos con solo Omega 3.

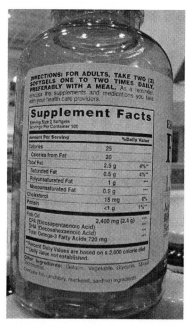

Esta etiqueta nutricional indica una dosis de 2 tabletas y que el contenido de aceite de pescado total es de 2,400mg. (2.4 gramos).

Fíjense en la porción inferior de la etiqueta. EPA, DHA, Total Omega 3 Fatty Acids 720 mg. Quiere decir que aunque la cantidad de aceite de pescado en dos tabletas de esta formula contiene 2, 400 mg. de aceite de pescado total, solamente 720 mg. de esta, es de Omega 3, en forma de EPA y DHA.

Los Micronutrientes

Micronutrientes son las sustancias que se requieren y que consumimos en pequeñas cantidades por lo que se conoce por micro nutrientes. Estas son sustancias naturales requerida por los seres humanos y algunos animales durante sus vidas en pequeñas cantidades para funciones biológicas normales. El organismo humano es incapaz de producir estos micronutrientes por lo que hay que obtenerlos en la dieta. Estos micronutrientes incluyen las vitaminas, los minerales y oligoelementos.

Las vitaminas incluyen la vitamina A, complejo B; B1-tiamina, B2-riboflavina, B3-niacina, B5-acido pantoténico, B6-piridoxina, piridoxal, B7, B8, B9, y B12. Vitamina C, D, E, K, biotina y los carotenoides. Minerales incluyen el calcio, magnesio, fósforo, cloruro, potasio, sodio, hierro. Elementos en trazos incluye litio, zinc, cobalto, fluoruro, manganesio, molybdenum, selenio, azufre y strontium.

La mayoría de estas sustancias se encuentran como componentes natural en alimentos de origen de plantas.

La mejor fuente de vitaminas y minerales son las frutas naturales y los vegetales. Los suplementos que compramos y tomamos en forma de capsula aunque beneficiosas y recomendable, no es igual y no se puede comparar a las vitaminas y minerales que existen en alimentos.

Lo que se adquiere de las plantas, se encuentra en su estado natural, en forma completa, sin ser adulterada o manipulada. Contiene una multitud de elementos y compuestos esenciales de muy pequeña cantidad, algunas de las cuales no han podido ser sintetizadas. Lo que tomamos como suplemento de vitamina por medio de píldora, ayuda a asegurar que estamos consumimos cantidades básicas de estas sustancias, pero no debemos de acostumbrarnos a pensar que al tomar una tableta del compuesto creado en un laboratorio y obtenido de una botella, son iguales a las que obtenemos de la naturaleza.

Ademas de estos micronutrientes, las plantas tambien contienen sustancias naturales conocidas como fitonutrientes o fitoquímicas.

La mayoría de nosotros sabemos de las vitaminas y minerales o por lo menos hemos oído algo sobre estas y no es un concepto ajeno.

A diferencia de los fitonutrientes o fitoquímicas, que para la gran mayoría de nosotros puede ser un concepto nuevo, por lo que hablare un poco mas detalladamente sobre ellos.

"Fito" proviene del Griego, y significa planta, por lo que cualquier sustancia que comience con "fito", indica "de origen de las plantas".

Los fitonutrientes incluyen sustancias como la flavenoide, taninos, fenoles y polifenoles, antocianinas y catequizas, que además de tener funciones importantes parecidas a las vitaminas, minerales y elementos de trazos, funcionan como anti-oxidantes para ayudar a los procesos metabólicos del cuerpo.

Anti-oxidantes son sustancias que destruyen partículas conocidas como radicales libres, que son moléculas que interactúan con células, dañandolas y alterándolas, causando que estas puedan convertirse en células dañadas y cancerosas. Radicales libres ocurren naturalmente en el cuerpo pero toxinas ambientales como los rayos ultra-violeta, sustancias químicas, pesticidas, el humo de cigarrillo, radiación pueden producir un aumento de estas moléculas. Los anti-

óxidos funcionan para reducir y prevenir el daño causado por estas sustancias nocivas. Sin una cantidad adecuada de anti-oxidantes el metabolismo de oxígeno se puede comprometer resultando en un estrés oxidativo a nivel celular. El sistema inflamatorio se compromete y se desarrolla la inflamación crónica.

Inflamación crónica y estrés oxidativo ambos son factores de riesgo para el desarrollo de cánceres.

Como ya se mencionó, los fitonutrientes son compuestos que su origen proviene de las plantas. Varia el nutriente , su concentración, dependiendo del tipo de planta, y de su origen. Toda planta estudiada al igual que los diferentes alimentos que comemos, contienen estos componentes.

Los fitoquímicas son tan poderosos como anti-oxidantes, anti-

inflamatorios y en efectos beneficioso para la salud, que durante la historia se ha podido aislar componentes específicos de estas sustancias. Componentes de los cuales se han usado para formar la base de muchos medicamentos que usamos hoy. Recuerde que el origen de las medicinas modernas provienen de las matas y plantas.

La aspirina por ejemplo, proviene de la corteza del árbol de sauce blanco. Otro medicamento que comúnmente usamos hoy, como parte del tratamiento de algunos cáncer del seno, el paclitaxel (Taxol®) es un fitoquímico originado por otra clase de árbol.

Debido a sus efectos beneficiosos para la salud, se recomienda el consumo de fitonutrientes en dietas de tipo anti-inflamatoria.

Existen una gran variedad y tipos diferentes de fitonutrientes en la naturaleza, cada uno con factores específicos que actúan de diferentes maneras en nuestros cuerpos.

La razón por la cual se recomienda que comamos una gran variedad de frutas y vegetales en nuestras dietas, es precisamente por las diferencias y cantidades de fitonutrientes que se encuentran en estos diferentes tipos de alimentos. Cada vegetal y fruta contienen vitaminas, minerales y fitonutrientes específicos para ese alimento.

Los colores de los vegetales y las frutas es muestra de la variedad de fitonutrientes que existe en la naturaleza.

Los colores de estos alimentos varían dependiendo del tipo y cantidad de fitonutrientes presente. Por eso es que para seguir una dieta alimenticia buena, una dieta de tipo anti-inflamatoria, se recomienda que se escoja y se coma vegetales y frutas de colores variados. Los pigmentos que le da el color a las frutas y a los vegetales son los fitonutrientes que regulan procesos inflamatorios y que están asociados con la reducción de cánceres y trastornos cardiovasculares.

Alimentos de color rojo son de este color por su contenido de licopeno, quercetina, hesperidin. Reducen incidencia de cáncer de próstata, disminuyen presión arterial y colesterol malo.

Alimentos amarillos y anaranjados contienen: carotinas, potasio, zeaxantin, vitamina C, selenio, y folato. Formación de colágeno, promueve la salud articular, ayuda a reducir colesterol, protege contra cáncer de la próstata y tiene acción contra la degeneración macular.

Alimentos verdes contienen clorofila, fibras, leucina, vitamina C, folato, calcio y beta carotina. Estos nutrientes ayudan con la digestión, reduce cáncer de la próstata, y presión arterial, colesterol malo, mantiene función de la retina y actúa como anti carcinógeno para el tracto digestivo reduciendo crecimiento de tumores e inflamación.

Alimentos violeta (púrpura) y azules contienen resveratrol, vitamina C, fibra, flavonoides, acido elagico, quercetina, y leucina. Ayuda al sistema inmunológico, y con la absorción de calcio y minerales del tracto digestivo mejorando digestión, y reducen crecimiento canceroso.

Alimentos ROJOS incluyen: el pepino, ají, chiles, fresa, cereza, la toronja roja, remolacha, el tomate, arándanos agrios, guayaba, papaya, manzana roja, cebolla roja, frambuesas, rábanos, granada, melón de agua, peras rojas.

Alimentos AMARILLOS/ANARANJADOS incluyen: plátano, chayote, la piña, toronjas, zanahorias, naranjas, papaya, melocotones, limón, kiwi, mango, nectarinas, albaricoques, melón cantalupo, ají

(pimientos) amarillo y naranja, peras, manzana amarilla, tomates amarillos, mazorca (maíz) y higos amarillos.

Alimentos VERDES incluyen: aguacate, lechuga, espinaca, apio, ajíes (pimiento) verde, brócoli, espárrago, maíz guisantes, ejotesnzana verde, uvas verde, cebolla verde, pera verde, kiwi, limón, calabacín, col, alcachofa y fugas.

Alimentos VIOLETAS y AZULES incluyen: berenjena, arándanos, moras, pasas, uvas, ciruelas, ciruelas pasas, granadas, y repollo morado.

Alimentos BLANCOS incluyen: plátanos (guineo), maíz blanco, melocotones blancos, cebollas, coliflor, ajo, jengibre, setas, chalotes, y chirivias.

Como se podrán imaginar, esta es una lista parcial ya que seguro que usted conoce de otras frutas y vegetales no mencionados.

Son los pigmentos los que dan el color a las frutas y vegetales que contienen sustancias nutritivas esenciales para la salud.

A continuación otras sustancias utilizada en una dieta-antiinflamatoria debido a sus contenidos de micronutrientes y fitonutrientes.

Vino Tinto

El vino tinto forma parte de una dieta anti-inflamatoria debido a su alto conténido de sustancias químicas naturales conocidas como flavonoides y non-flavenoides. Estas sustancias funcionan como anti-oxidantes y aunque flavonoides se encuentra en otros alimentos como la manzana, y la naranja, su concentración es mas en el vino tinto. Un componente del vino tinto muy de moda en la actualidad es el resveratrol, un antioxidante que pertenece a las sustancias non-flavenoides. Ambas sustancias se han considerado beneficiosas para la salud, y que aumentan los niveles de colesterol bueno, previene la coagulación y limita los procesos inflamatorios del sistema cardiovascular. El reconocimiento de los beneficios del vino tinto en cuanto a la salud cardiovascular, proviene de múltiple estudios que fueron realizados a la población Francesa, los cuales consumen alta cantidad de grasas saturadas, mientras padecen de menos trastornos cardiovasculares.

Un vaso de vino tinto en mujeres y dos vasos de vino tinto en hombres produjo una reducción en ataques cardiacos de un 30-50%.

El vino blanco contiene menos cantidad de anti-oxidantes y otras bebidas alcohólicas como el ron, la cerveza o licores contribuyen a la obesidad.

Chocolate/cacao

El cacao contiene compuestos químicos naturales llamados aceites flavonoides flavan-3, los cuales se ha asociado a una reducción de presión arterial y una mejoría de la función del endotelio vascular.

Lo que resulta en una reducción de los niveles de inflamación. Ahora para que el chocolate sea efectivo como anti-inflamatorio, tiene que ser de un alto contenido de cacao. En los mercados se pueden conseguir chocolates con contenidos variados de concentración de cacao. Lo deseado es un chocolate con una concentración de por lo menos 70% de cacao. A esta concentración, el chocolate va ser amargo por lo que su potabilidad será limitada.

Los caramelos o dulces de chocolate no son lo mismo. Chocolates compuestos de alto contenido de azúcares, o que han sido alterados y no en están en su forma natural, no tienen efectos saludables para la salud, pero si contribuyen a la epidemia de la obesidad.

El té.

El té es recomendable porque contiene muchas sustancias químicas naturales beneficiosas relacionada con la planta del té mismo. Cada hoja de té, contiene mas de 700 compuestos químicos, muchos de los cuales provean efectos saludables para la salud.

Sustancias conocidos como catequices, polifenoles, y taninas cuya concentraciones se encuentran en niveles mas elevados en te's que son menos procesados.

Existen una variedad de tes como el té negro, el verde, el blanco, té de tipo oolong y el té puer.

De todos estos, los que son mas ricos en polifenol son los blanco, verde y oolong.

El té a que me refiero es el té natural compuestos de hojas secas, que frecuentemente vienen en sobres rellenos que se disuelven en agua caliente, y no los refrescos de tes que vienen embotellados o enlatados, ya que estos tienen sustancias preservativos al igual que azúcares artificiales.

La ingestión de té, esta asociado con una multitud de efectos beneficiosos para la salud. Estos incluyen efectos anti-cancerosos, mejoramiento en niveles de colesterol, de diabetes, artritis, efectos del sistema inmunológico, enfermedades digestivas, función cognitiva y muchos otros.

El té, tranquiliza, calma, tiene efectos anti-espasmódicos, así como reduce presión arterial elevada, y el té verde y negro se asocia con la reducción de varios tipos de canceres.

En la actualidad se siguen conduciendo estudios e investigaciones en relación a los beneficiosos del té a enfermedades cardiovasculares y con cánceres.

Condimentos anti-inflamatorios

No solo existen alimentos con beneficios anti-inflamatorios sino que existen especias con propiedades debido a su contenido alto de fitonutrientes. Estas especias incluyen: el ajo, el jengibre, curcumin, la pimienta negra, albahaca, romero, cilantro, canela, cardamomo, perejil y cebollino.

El ajo.

El ajo ha existido desde el tiempo de las pirámides de Egipto. Se les dio a las tropas de Grecia y Roma de tiempos antiguos, durante sus campañas y su uso en la China se remonta a casi 2000 años.

Hipócrates, considerado como el padre de la medicina moderna del Occidente, y Galen uno de los grandes de la medicina, cuyo nombre continua siendo sinónimo de médicos, mencionaron el uso

de el ajo como tratamiento para diversos condiciones medicas.

Ambos describieron el beneficio del ajo para la mala digestión, trastornos respiratorios, la fatiga y cansancio, y en la parasitémia.

El ajo viene en diferente especies, siendo la especie allium sativa, lo que conocemos como el ajo tradicional. El ajo se encuentra en la familia de la cebolla, chalote y cebollinos.

El ajo esta compuesto por múltiples sustancias naturales, fitoquimicas, que le da los beneficios a la salud. Una de estas sustancias aislada y estudiada es la alliin. Es principalmente el alliin el que le da el olor y sabor al ajo. Cuando el ajo se aplasta, macera o se corta, el alliin se convierte en allicin, un compuesto que a su vez contiene sustancias relacionada a la sulfa como el componente diallyl sulphides. Son estos compuestos de sulfa los que proporcionan los efectos beneficiosos a la salud. Ademas de allicin, el ajo contiene varias enzimas, vitamina B, proteínas, minerales, saponinas, y flavonoides.

No todo tipo de ajo contiene las mismas cantidades o concentraciones de estos componentes saludables, ya que va a depender de su origen de cosecha y forma de preparación del mismo. Es por esto que existe las diferencias que se encuentran en los estudios publicados de los efectos atribuido al ajo.

El ajo añejo o envejecido, se considera el mejor y el mas potente porque contiene mayor cantidad de allicin y sus compuestos azulfarados, los que son responsables de los beneficios de salud producido por el ajo.

Fue estudiado por Pasteur que observó, propiedades anti-sépticas y antibacteriales del ajo y luego debido a este reconocimiento, fue utilizado durante la Primera y Segunda Guerra Mundial para la prevención de la gangrena.

En países donde los habitantes consumen mas cantidades de ajo en sus dietas, se ve niveles reducidos de cáncer.

En la actualidad el ajo se utiliza para la prevención de enfermedades cardiovasculares, y ayuda a reducir niveles de colesterol, y presión alta.

Dependiendo de el estudio realizado, el ajo o produce reducciones en los niveles del colesterol malo (LDL) y triglicéridos, o no proporciona ningún beneficio. Al ajo del genero allium sativa se le ha reconocido propiedades de reducir adherencia plaquetaria, parecido al efecto de la aspirina, que forma un hallazgo importante en el tratamiento de enfermedades coronarias.

El ajo tiene beneficio en el tratamiento de la diabetes, ya que regula los niveles de glicemia y disminuye niveles de homocistina, previniendo algunas de sus complicaciones.

Recientemente se encontró que la ingestión rutinaria de ajo, disminuye marcadores de inflamación, como lo son la proteína C reactiva, (PCR), y la misma homocistina.

El ajo ayuda a fortalecer el sistema inmunológico, ayudando a combatir varias formas de cánceres. En un reciente repaso de 7 estudios científicos se dio a conocer que personas que consumieron una cantidad alta de ajo cocinado o crudo, tuvieron en average una reducción de un 30% de cáncer colorrectal.

En otro estudio, llamado Estudio de la Salud de Mujeres en Iowa,

(Iowa Womens Health Study), realizado en un grupo de 41,000 mujeres de edad media, se pudo demostrar que en estas mujeres que comieron una dieta conteniendo frutas, vegetales y ajo, tuvieron una reducción de un 35% en el riesgo de desarrollar cáncer de colon.

Ademas de los estudios que indicaron una reducción en los niveles de cáncer de colon, se cree que el ajo tambien ofrezca protección contra cánceres del seno, la próstata, y laringe.

Estos efectos se deben a que el ajo actúa como un anti-oxidante.

Suplementos de ajo se encuentran como producto de ajo entero fresco, ajo seco, aceite de ajo, extracto de ajo o ajo congelados.

Jengibre

El jengibre es nativo de la China y la India. Ha sido utilizado en la medicina China desde el comienzo de esa cultura y en los países de Arabia desde 650 AD. Se incluyo en la mesas de Europa al igual que la sal y la pimienta negra. Fue una de la especies usada contra la plaga.

Se usa comúnmente para ayudar la digestión aumentando la producción de los jugos gástricos y de saliva. Alivia dolor abdominal, gas, llenura, diarrea y es bueno para la gastroparesia, cólico y constipación.

Aumenta la reducción de la bilis por lo que se contra-indica en personas que padecen de piedras vesicular. Se ha encontrado que el jengibre es mas eficaz que algunos medicamentos contra el mareo. Funciona como tratamiento de nausea y mareo relacionado a la quimioterapia y durante el embarazo. Las propiedades anti-

inflamatorias del jengibre ayudan a reducir espasmos musculares y inflamación asociada a la artritis. A nivel respiratorio, la raíz de jengibre se utiliza en el asma y bronquitis.

Estimula la circulación de la sangre, detoxifica el cuerpo y ayuda a limpiar el tracto digestivo y el riñón. Produce un efecto leve de anticoagulante por lo que se usa con cuidado en personas que toman anticoagulantes y tiene efectos leve de reducir el colesterol.

Estudios en animales indican que el jengibre reduce la ansiedad.

Durante la historia, se le ha otorgado propiedades de afrodisíaco al jengibre.

Existe en diversas formas; raíces fresca entera, raíces seca, jengibre en polvo, jengibre cristalizada, en escabeche en vinagre y de forma preservada.

El sabor y olor característico del jengibre se debe a una combinación de aceites naturales, que contienen estas propiedades.

Actualmente, se estudia su efectividad contra la formación de cataratas, causada por la diabetes y así como, sus efectos contra otras complicaciones de la diabetes.

En diferentes partes del mundo se utiliza el jengibre de diversas maneras como tratamiento medicinal.

En la India el jengibre se aplica como una pasta en la frente para aliviar dolor de cabeza, para el cátaro común, al igual que para la nausea.

En Indonesia se prepara un trago de jengibre para reducir fatiga y la mala alimentación.

En los EEUU, el jengibre esta reconocido por la administración de comida y alimentos (FDA) para el uso en mareos, nauseas de embarazo y como suplemento dietético.

En el Perú pedazos de jengibre se disuelven en agua caliente y se toma para el alivio de dolores estomacales.

Y en diversas otras culturas y países, el jengibre tiene una multitud de usos para las salud.

Y en otros países su cultura receta el uso de el jengibre.

Cúrcuma (Tumeric)

El cúrcuma es una especie de hierba, que se usa comúnmente como tinte de ropa y en los platos típico de la India llamado currys, al igual que mostazas. El cúrcuma esta relacionado al jengibre y es compuesto por componentes nutritivos llamado curcumin, la cual contienen propiedades anti-inflamatorias potente. En la medicina tradicional China y en Ayurveda, el cúrcuma se ha utilizado para ayudar la digestión, aliviar dolores articulares de artritis y para la regulación de la menstruación.

Actualmente se utiliza en partes de Asia como antiséptico, y antibacterial. Se ha notado que en poblaciones que consumen dietas conteniendo alta cantidades de cúrcuma, padecen de un numero reducido de la enfermedad de Alzheimer, causa para futuros estudios.

Debido a su usos reportados por sus efectos beneficios en la medicina, investigadores del centro nacional de medicina alternativa y complementaria estudian los efectos anti-inflamatorios del cúrcuma para una serie de enfermedades incluyendo su uso en insuficiencia respiratoria, cáncer del hígado y osteoporosis.

El Instituto Nacional de la Salud de los EEUU (NIH), en la actualidad, tiene 19 estudios clínicos sobre el cúrcuma en diferentes etapas de investigación.

Vegetales Crucíferos

Voy a incluir una clase de vegetales muy conocidos y consumidos llamados vegetales crucíferos. Los vegetales crucíferos son unas de las plantas mas cosechadas a nivel mundial y se llaman crucíferos por la forma que tienen los pétalos de las plantas de este genero, que se parece a una cruz.

Los vegetales crucíferos se considera como alimentos saludables debido a su alto contenido y variedad de fitonutrientes, vitaminas y fibras solubles. Estos micronutrientes que se encuentran en los crucíferos, contienen propiedades potencialmente anti-cancerosas.

Estas sustancias ademas de vitaminas y minerales, compuestos como el di-indolylmetano, suforafane y selenio.

Se ha reconocido beneficios en la reducción de canceres de vejiga, seno, ovario, colon y próstata con la ingestión regular de vegetales crucíferos.

Incluido en la familia de crucíferos están: la coliflor, la col, el brócoli, col rizada, hojas de col, rábano, rábano picante y las coles de Bruselas.

Coliflor

Coliflor contiene altas concentraciones de vitamina C, K, manganesio, y anti-oxidantes como beta-carotina, acido cafeico, acido ferulico, quercetina, rutina, kaemferol, y beta-criptoxantin. Además es una fuente de Omega 3 en la forma de acido alfa-linoleico. Estos componentes hacen que la col sea un alimento con propiedades anti-inflamatoria. Además por su contenido de fibras soluble, tiene un efecto beneficioso para el tracto digestivo. Se produce un compuesto llamado sulforafane, producto de un fitonutrientes propio a la col llamado glucorafanin. La sulforafane funciona para prevenir un sobre crecimiento de la bacteria Helicobacter pylori, la causa de reflujo y ulceraciones gástricas.

Col

Fuente de vitamina C, y el amino acido glutaminico, un amino acido con propiedades anti-inflamatorias. Existen variedades de col, que incluyen la col roja, la verde y savoy todos de los cuales contienen fitonutrientes específicos llamados glucosinolates, uno de los cuales se llama sinigrin. El sinigrin se a estado estudiando como componente beneficiosos en la prevención de cáncer de vejiga, colon y próstata. Otro compuesto llamado índole-3-carbinol, tiene propiedades de reparación de DNA y previene el desarrollo de células cancerosas.

El jugo de col fresco se ha utilizado como un tónico para ayudar la sanación de ulceras gástricas. En algunas países de Europa, se ha formado una pasta de col y para uso como pomada a áreas inflamadas del cuerpo. Su consumo en grandes cantidades puede producir un bocio y causar un hipotiroidismo.

Brócoli

Efectivo para la destoxificación del cuerpo. Esto es debido a 3 fitonutrientes llamado, glucorafanin, gluconasturtian, y glucobrasin componentes que se encuentran en diferentes cantidades en el brócoli. Estas funcionan en la eliminación de toxinas nocivas.

En personas deficientes de vitamina D, el brócoli proveé niveles de vitamina K y A, necesarias para mantener el metabolismo de la vitamina D en balance. Ademas contiene altas concentraciones de vitamina C.

Los efectos anti-inflamatorios de el brócoli es resultado de un flavenoide llamado kaemferol.

Col Rizada

Alta concentraciones de vitamina A, K , C, leutina, y calcio. Al igual que otros de los vegetales crucíferos mencionados, tambien contiene sulforafanes y índole-3-carbinol, que ayuda a prevenir el desarrollo de algunas células cancerosas.

La col rizada es una fuente fitonutrientes con propiedades anti-inflamatorias y nutrientes anti cancerosos en la forma de compuestos llamados glucosinolatos. Contienen dos clases de antioxidantes, en la forma de carotenoides y flavonoides. En las carotenoides, se encuentra leutina y beta-carotina. Flavonoides a su vez, contienen kaemferol, quercetina y otros 45 diferente tipos de fitonutrientes, todos de los cuales provienen efectos anti-oxidantes a nivel celular.

Hojas de Col/berza

Alta concentración de vitaminas C, K A, manganesio, folato y fibras solubles. Contiene 3,3' di-indolilmetano un potente modulador inmunológico con efectos anti-viral, anti-canceroso y anti-bacteriano.

Contiene niveles altos de Omega 3 en la forma de ALA. Anti-óxidos contenido en hojas de col, incluyen ácido cafeico, ácido ferulico, quercetina, y kaemferol, con los benéficos previamente mencionados.

Rábano

El rábano existe desde hace por lo menos unos 3000 años. viene en diferentes variedades, colores y tamaños dependiendo de se clase y forma de cultivación. El rábano es rico en ácido ascórbico, ácido fólico, vitamina B6, riboflavina, magnesio, cobre, calcio y potasio.

Contienen compuestos parecidos a la sulfa, beneficioso para el tracto digestivo, del hígado, la vesicular y la producción de bilis.

Rábano picante

Al igual que los otros vegetales crucíferos, el rábano picante contienen fitonutrientes que incluye el sinigrin, un glucósido cristalino que forma el aceite isotiocinate, llamado allyl. Este es la sustancia que le da el olor fuerte al rábano picante. Este alimento, ademas contiene potasio, calcio, vitamina C, magnesio y fósforo así como aceites de mostaza, que contiene propiedades anti-bacteriana. Su uso en la medicina incluye como de estimulante, laxativo, diurético y antiséptico.

Col de Bruselas

Al igual que el brócoli, la col de brusela es de alto contenido de suforafanes, un componente natural de la planta que se piensa que tenga propiedades anti-cancerosas potentes. Ademas es de alto contenido vitamina A, C y de índol-3-carbinol, un compuesto de tipo índole, reconocido como una sustancia que ayuda con la reparación del DNA y que bloquea el desarrollo de células cancerosas. El col de Bruselas son una fuente rica de proteína.

Pirámides nutricionales

Las pirámides nutricionales han existido por años, y fueron establecido para dar una recomendación visual de los nutrientes apropiados que se deben consumir. Tradicionalmente los diferentes componentes alimenticios que comprenden las pirámides, se han colocado de forma horizontal con los nutrientes que se deben consumir en mas cantidad, en la porción de abajo, formando la base de la pirámide, y subiendo hasta la cima, con los nutrientes requeridos en decreciendo cantidades. Como sea el indicado, las pirámides forman un modelo visual, para ayudar al consumidor, en la selección de los alimentos apropiados y indica las cantidades recomendables de cada alimentos.

Como vemos en el siguiente ejemplo, en la base de la pirámide esta los panes, cereales, arroz y pasta. En esta pirámide dietética, los granos forman el papel mas importante de la dieta. Como en este ejemplo se recomienda de 6-11 porciones al dia, estos alimentos comprenden la sección mas grande de tamaño. Arriba, le sigue el grupo de vegetales y frutas. Como se recomienda menos porciones, cada sección de estos, es mas pequeña en cuanto a tamaño que ocupa en la pirámide, representando, menor porción. Esto continua hasta alcanzar la cima, donde se encuentra las grasas y los aceites. Como en la dieta representado por esta pirámide, hace énfasis en bajo contenido de grasa, se le ortogra el punto, a esta ultima clase de nutrientes alimenticios.

Pirámide de forma Antigua.

Tradicionalmente, las pirámides nutricionales han sido compuestas por secciones, de forma horizontales para indicar las porciones y clases de nutriente que deben consumir.

Las pirámides nutricionales existen en diversas categorías, como la pirámide anti-inflamatoria, por el Dr. Andrew Weil MD.

En esta pirámide, los vegetales y las frutas por su alto contenido de nutrientes y anti-oxidantes se recomienda de mayor consumo, por lo que forma la base de la pirámide. Le siguen los granos, las legumas, las proteína que provienen de pescado y soya etc.

Luego las proteínas que provienen de carnes rojas, hasta subir hacia la cima, donde se encuentra el vino tinto y el cacao. Todos componentes que forma una dieta anti-inflamatoria. Como se puede ver, las grasas saturada ni aparecen en la dieta anti-inflamatoria.

De nuevo, el tamaño de los cuadros que comprenden las secciones horizontales es indicativo de las porciones recomendable al dia.

Recuerden que los alimentos que se representan, en la posición y en relación a las porciones, solo son recomendaciones. Cada uno debe ajustarlas para su dieta individual.

A partir del 2005, el departamento de agricultura de los EEUU para poder trasmitir y diseminar mejor las recomendaciones nutricionales, cambio la pirámide de forma horizontal, a vertical.

En esta encarnación, tambien se le añadió una figura subiendo unas escaleras, representando la importancia del ejercicio y la actividad física como parte de una dieta saludables.

Recuerden que las pirámides nutricionales son guias solamente.

Considero, más importante aún para la salud individual de las personas, las etiquetas nutricionales que cada producto alimenticio contiene.

Le recomiendo a que se acostumbren de leer, estas etiquetas para que se orienten y tengan una idea, de la composición de macronutrientes que contienen su alimento favorito, así como la cantidad de calorías, grasa y azúcares.

Pienso que se van a quedar un poco asombrado de lo que están comiendo y podrán reconocer porque es que estamos engordando tanto.

Agua

El 60% del peso del cuerpo humano esta compuesto por agua.

No existe una sustancia tan esencial como el agua potable. Agua potable, limpia y sana para tomar porque en muchas partes del mundo, la calidad y cantidad de agua potable disponible es escasa o no existe. Los Romanos de la antigüedad tenían una mejor calidad de agua que la mitad de las poblaciones del mundo hoy dia (www.water.org).

La cantidad recomendable de agua a tomar diariamente puede ser confusa. Muchos recomiendan de 6 a 8 vasos al dia, pero vasos de que tamaño? La literatura medica menciona 8 vasos de 8 onzas al dia, pero yo tengo pacientes cardiacos, con poca capacidad cardiaca que al tomar esta cantidad, le causaría fallo congestivo y terminarían en un hospital.

Estos números son una generalidad. En una persona saludable sin trastornos o condiciones de salud, esta cifra puede ser apropiada. En general la persona requiere de 1 a 7 litros de agua al dia dependiendo de su tamaño, su nivel de actividad física y temperatura ambiental.

Otra manera de calcular los requisitos de agua necesario diariamente consiste en tomar su peso en libras y dividirlo por mitad. La cifra que resulta es la cantidad de agua que diariamente se recomienda a tomar, en onzas. Por ejemplo, alguien que pesa 120 libras, requiere unos 60 onzas de agua al dia.

El agua forma parte de una dieta anti-inflamatoria porque es esencial para los procesos de eliminación de los desperdicios y sustancias tóxicas producidas diariamente por el cuerpo.

Además ayuda a personas en adelgazar, porque mata la sensación de hambre y sabía usted también que el agua es necesaria para quemar calorías? Personas que beben 8 vasos de agua al dia queman mas calorías que los que beben menos cantidad.

Existe un por ciento de personas que confunden la sensación de sed con hambre.

Esto se debe a que las hormonas en los intestinos, que nos estimula el centro del hambre son muy parecidas a las hormonas que nos avisan a la sed. Como es difícil distinguir entre estos estímulos, muchas veces comemos cuando en realidad es deseo de tomar agua lo que en verdad se necesita. En vez de satisfacer y eliminar la sensación con un vaso de agua, se satisfacen con comida. Así que la próxima vez que le de hambre, ante de llenarse de calorías, pruebe un vaso de agua. El hambre que se siente frecuentemente, es el cuerpo pidiéndonos agua.

Cuando no nos mantenemos bien hidratado, nuestro metabolismo queda arrastrado. Mi recomendación para personas sin trastornos como fallo congestivo o renal, o con debilidad del músculo cardiaco conocido como la cardiomiopatias, es que tomen agua ante de cada comida o bocadillo, y durante el dia.

Llénense de agua durante el dia, para ayudar a comer menos cantidad de comidas.

Según un estudio realizado por la Universidad de Virginia Tech., voluntarios sobre pasados de peso o obesos, quienes tomaban una botella de 16 onzas de agua antes de cada comida, perdieron un 44% mas de peso, comparado a voluntarios que no tomaban agua antes de cada comida. Se explica esto a que los bebedores de agua consumieron en average de 75 calorías menos con cada comida.

Quiero tomar un momento para compartir con ustedes algo que considero muy curioso. En la práctica de la medicina China tradicional, se asocia el tomar agua o liquido frío con la comida, con un desbalance capaz de causar trastornos digestivos y de la salud. Recuerde que en la medicina China al igual que la Ayurdeva de la India, todo sistema del cuerpo humano esta relacionado y interconectado. En la medicina China existe el concepto de el Ying y el Yang, que es un concepto de la polaridad. Para mantener la salud, según la medicina tradicional China, todo los procesos del cuerpo tienen que estar funcionando en armonía. Cuando falta esa armonía, causa un desbalance y ese desbalance es lo que produce la enfermedad.

A la manera de pensar en estas tradiciones, cuando la persona come una comida caliente, el centro del cuerpo recibe nutrientes y los procesos metabólicos están funcionando en su estado ideal apropiado. Al tomar agua o bebida fría, esto causa una alteración, un choque, o trauma al organismo que produce un desbalance capaz de resultar en trastornos digestivos. La simultanea aplicación de dos temperaturas con polaridad opuesta resulta en un desenlace y en enfermedad.

Un ejemplo personal

Hasta hace poco yo tomaba un litro de soda de dieta al dia.

No tomaba agua, solamente soda de dieta. Puede ser Pepsi de dieta o Coca Cola de dieta, no importaba cualquiera de las dos, lo que mas barato o en venta encontraba. Si usted viene a mi casa, encontrará alrededor de 20 botellas con el tamaño de un litro de soda en el garaje, que compre cuando estaban rebajada de precio, en venta.

Aunque soy médico, profesional, con mucha educación y conocimientos, no quiere decir que siempre hacemos lo adecuado y lo que se debería hacer! Días tras dia, y año tras año tome soda de dieta e incluso reconociendo que no era bueno tanto consumo de este refresco.

Estuve una semana en conferencias en la escuela de medicina de la Universidad de Arizona, donde estaba tomando clases, estudiando y aprendiendo temas sobre la nutrición y el bienestar.

Ya nos habían mencionado anteriormente los efectos dañinos que producían estos refrescos. Endulzados con azúcares artificiales de alta caloría específicamente la fructosa de maíz, con los demas contenidos de sustancias químicas para preservar y para producir sus estado gaseoso. Pero en mi manera de pensar en esos tiempos (que hoy dia reconozco ser un razonamiento ilógico y que todos nosotros somos capaces de manifestar), consideré que como la soda era de dieta, sin calorías y compuesta básicamente de agua, no me afectaba negativamente.

Mi estado de negación no se parece al de alguien que usted personalmente conoce??

En esta conferencia en particular, sin embargo, pusieron una diapositiva demostrando el efecto que tienen los azucares artificiales y las otras sustancias químicas que estos refrescos contienen, a el glóbulo rojo de la sangre. Lo que se produce es un apagamiento de los glóbulos rojos, lo cual hace que le circulación sea mas espesa y lenta. Un efecto, científicamente conocido como efecto "Rouleau".

En esta conferencia, no solo entendí los efectos de la ingesta de soda de dietas, sino que por primera vez pude ver con mis propios ojos el efecto producido. Como algo tan simple y que nunca le había dado tanta importancia, en realidad producía un notable efecto en la circulación.

Lo primero que hice al regresar de la conferencia fue dejar de tomar refrescos de dieta.

Fue una acción y un simple cambio, pero una acción, un cambio y una decisión que forma parte de lo que es una dieta anti-inflamatoria.

Cuando me daba el deseo de tomar soda, que era básicamente durante el dia entero y con cada comida, rápidamente tomaba un vaso de agua para matar el deseo de la soda. En corto plazo, pude dejar la obsesión y abuso de la soda de dieta. Fue menos difícil de lo que esperaba, y esto es muy importante de reconocer.

Frecuentemente somos nosotros, nuestros propios peores enemigos.

Frecuentemente somos nosotros mismos, los que nos hacemos un sabotaje antes de comenzar una meta nueva. Pensamos en lo difícil y lo molesto que será el tomar una acción positiva, cuando en realidad nunca tiende ser tan malo como lo cree nuestra imaginación.

Hoy dia, 6 meses después, tomo tes' y sigo tomando agua en vez de refresco.

A mi me sigue gustando y me seguirá gustando la pizza, el hamburger con bacon (tocineta) y queso, a diferencia de mi esposa que prefiere y le encanta los alimentos saludables como las frutas y los vegetales orgánicos. Mi comidas favoritas son las de baja calidad, repleta de Omega 6, grasas saturadas y calorías. Las comidas que precisamente se describe en este libro de ser evitadas, son mis preferidas.

Pero como reconozco las consecuencias que resultan en el comerlas continuamente, me he hecho el propósito de limitar y cambiar otro mal habito.

En mi profesión, trato de controlar y limitar los factores de riesgos que presentan los pacientes. He tratado todo tipo de paciente, de toda las edades y padeciendo de variada condiciones. Desde diabéticos controlados a aquellos con insuficiencia renal. De infartos del corazón a presión arterial descontrolada, dolor de pecho crónico, arritmias, colesterol elevado a un sin numero de condiciones.

A todos les advierto de los riesgos de su continuada fallo en el cumplimiento con el tratamiento, incluyendo el riesgo de apoplejía y parálisis. No hay nada mas triste, de ver a un paciente que no le hizo caso al médico y que ahora se encuentre invalido en silla de rueda, sin poder hablar, con un tubo de alimentación y con pañales puesto por incontinencia. Este resultado de indiscreciones continuas, no lo ve muchos de los demás pacientes que siguen abusando de su salud. Con mayor frecuencia me encuentro aconsejando a personas inteligentes sobre los aspectos de su nutrición y dieta actual, de la falta de actividad física y el cigarrillo. Consecuencias, trastornos y condiciones de salud, mucho de los cuales son productos de este estilo de vida y la falta de voluntad y motivación para iniciar ni si quiera un cambio.

No espero ni deseo que todos cambien de momento, ya que probablemente no tenga éxito en mantener el habito por una vida entera. Pero si quisiera que por lo menos con los conocimientos nuevos adquiridos al leer este libro, que hagan un cambio positivo en cuanto su nutrición y la dieta. Que empiecen a caminar o que disminuyen la cantidad de cigarrillos que fuman, hagan algo, tomen un paso ya que es su salud, y la salud de sus seres queridos.

Hoy dia continuo dándome el placer de comer mi pedazo de pizza y hamburguesa, pero solo de vez en cuando en vez de forma rutinaria como lo hacía antes.

Como todos, me voy poniendo cada dia mas viejo y he visto muchas cosas desagradables en los estados de la salud de pacientes, por lo que comencé a tomar capsulas de aceita de omega 3, un multi-vitamina y una aspirina de 81 miligramo (de bebe), todo las mañanas, antes de salir a trabajar, como precaución.

Poco a poco, un cambio a la vez, podrá lograr mas de lo que se pueden imaginar como lo pude lograr yo.

Si yo pude cambiar varias mala costumbres de años, usted tambien podrá cambiar esas costumbres que tanto ha deseado.

Lo importante es tomar la decisión y realizar una acción positiva que lo lleve a esa meta. No se frustre o se haga de por vencido, y siga tratando. Yo deje de fumar al tercer intento. Lo bueno que tenemos nosotros los seres humano, es la perseverancia.

"Un médico trata la enfermedad, un médico bueno trata al paciente que tiene la enfermedad."

~ Sir William Osler (1849-1919)

Resumen

Salud primero y para siempre.

Deseo que con la lectura de este libro hayan aprendido algo nuevo, como yo aprendí.

Quisiera que aquellos que deseen, incorporen algunos de los conocimientos adquiridos y empiecen a tener más control sobre su alimentación. Reconozca las comidas que escoge, recuerde de donde vienen estas y cómo están compuestos. Traten de escoger más alimentos frescos, naturales y eviten cuando posible las comidas procesadas, refinadas y aquellas repletas de sustancias aditivas y ratifícales.

Se que es difícil cambiar hábitos adquirido a través de una vida entera, pero si deseo que por lo menos piensen que la salud comienza por la boca.

El propósito de este libro ha sido introducirles un concepto previamente ajeno para muchos. El de la relación que existe entre las comidas que consumimos de rutina, a estados de inflamación e enfermedades.

Nos estamos enfermando por las selecciones de alimentos que hemos hecho y por la calidad de alimentos que comemos con frecuencia.

Espero que hayan podido reconocer el concepto de una dieta anti-inflamatoria, y que entiendan de que no significa lo mismo que una de las tantas dietas populares "de moda" que existen hoy, para reducir el peso. Esas se basan en la eliminación de una clase de macronutriente y tienden ser de poca duración.

Una dieta anti-inflamatoria más bien viene siendo un cambio en el estilo de vida que mantenemos. Se trata de un cambio de costumbres y la incorporación de una manera nueva de comer, basado en alimentos naturales, frescos y repletos de nutritivos que nos ayudan a mantener la salud, mientras tratamos de evitar comidas procesadas, refinadas, fritas y repletas de calorías y grasas saturadas.

Una forma de alimentación que tradicionalmente ha existido, pero que ha sido re-emplazada en las ultimas décadas, simultáneamente que han ido aumentando los casos de tantas enfermedades crónicas de la salud.

Coincidencia?

Una dieta anti-inflamatoria como la que se presento aquí, no es una dieta donde hay que eliminar un tipo de comida, ya que se basa y se recomienda que se coma de toda las clases de macronutrientes y alimentos.

No es una dieta donde se debe pasar hambre.

Si es una forma de alimentarnos donde usamos aceites buenos, mono-saturados en vez de aceites malos saturados. Es una forma de alimentarnos para nutrirnos, no para darnos terapia.

Es un cambio de nuestros conceptos de los alimentos.

Un cambio de las costumbres alimenticias que nos ha llevado a ser una sociedad de gordos, obesos y enfermos.

Sería ingenuo de pensar que todos o la mayoría de los que leen este libro inmediatamente van a suspender sus malos hábitos, desarrollado durante una vida entera en cuanto a la comida se refiere, y van a empezar a incorporar todo los cambios mencionados. Nadie lo va a creer, y eso no fue la idea que conlleva este libro.

Como seres humanos todos reconocemos lo difícil que es cambiar costumbres. Yo lo reconozco muy bien. Fue difícil dejar de fumar.

Fue difícil de volver a comenzar a realizar ejercicios de nuevo. Y fue difícil dejar de tomar soda de dieta. Mejor dicho no es que fuera difícil, sino que es la vagancia y el deseo de no pasar trabajo y incomodidad que nos lleva a mantener los mismos hábitos.

Continuamos haciendo lo mismo, incluso cuando sabemos que lo que hacemos de rutina, no es lo mejor para nosotros, para nuestra salud o para la salud de nuestras familias. Es mas fácil mantenernos en el mismo estado al que realizar un cambio.

En realidad, el cambiar un mal habito no es difícil, pero si será diferente.

Tenemos que pensar en lo que queremos cumplir, como nos vamos a sentir, y los beneficios que vamos a logra al concluir la meta, para poder tener la motivación necesaria para cumplir lo que deseamos.

Puede ser que quiera estar presente para sus hijos, para su familia.

Puede ser que este cansado de estar cansado, de no poder hacer lo mismo que podía hacer solamente unos años atrás.

Cualquiera que sea su deseo de realizar, le recomiendo que simplemente realice un solo cambio a la vez.

No traten de realizar muchas metas al mismo tiempo, porque esto es una segura manera de fracasar.

Empiece por ejemplo a leer los ingredientes de las comidas que compran.

Acostúmbrense a leer la etiqueta nutricional que contiene cada producto alimenticio. Aprendan a entender lo que significa el contenido de calorías, de azúcares, de grasa y especialmente la composición de esa grasa. Esto lo hará mas conciente de lo que come y les están dando a sus hijos, cuya salud se puede decir que está en sus manos.

Recomiendo que haga solo un cambio en su dieta, y que continúe haciendo cambio poco a poco.

En vez de comer las comidas típicas de nuestras vidas, repletas de calorías y grasa, porque no tratar de comer de esta clase de comida menos durante la semana? Por ejemplo si solo tienen tiempo de comer comidas procesadas durante la merienda, por su trabajo, o porque no tiene mucho tiempo durante el dia, trate entonces de tener una comida mas saludable por la noche con la familia. Haga este cambio.

Si le gusta tomar refrescos durante el dia, traten de hacer lo posible por dejar de tomarlo tan frecuentemente. Cuando tengan deseo de refresco o cerveza, ambos líquidos repleto de calorías y poca nutrición, tomen agua para matar el deseo. Poco a poco se le pasara el deseo de beber estos.

En vez de comer un hamburger o comida procesada, llévese un almuerzo mas saludable.

Hágase el propósito de comerse una ensalada a la semana. Recuerde que hay muchos condimentos de baja caloría que se le puede añadir para mejorarle y cambiarle el sabor.

Empiece a comer mas vegetales durante la semana.

Hornee el alimento en vez de freír.

Si se necesita freír, use aceite de oliva si es posible, en vez de aceite de vegetal o manteca.

Re-emplace el postre que tanto acostumbra, por unas frutas naturales.

Disminuya el consumo de queso o carne roja, a una veza la semana o cada dos semanas en vez de lo que típicamente acostumbra.

Disminuyan las comidas procesadas, y refinadas que son comidas que se descomponen para luego ser recombinadas.

Disminuyan la cantidad de comidas fritas, con alto contenido de grasas malas, y aumenten el consumo de la grasa saludable como el Omega 3 en pescados, nueces y algunas fuentes de plantas.

Todos estamos corto de dinero, aprovechen de sitios de franquicia, pero de las comidas saludables que ofrecen. En vez de papas frita, bebida azucarada, escoja una ensalada, pollo ornado o otras selecciones de bajo costo, pero mas nutritivas.

Estos son algunos pasos simples que podemos tomar.

Recuerde que una dieta de tipo anti-inflamatoria consiste de alimentos frescos, naturales de alta calidad y con contenido de nutrientes y anti-óxidos naturales.

Es una dieta basada en alimentos que trabajan para nuestra salud y beneficio, en vez de nosotros tener que trabajar, haciendo dietas, y ejercicio por las comidas que hemos escogido.

Recuerde que comer saludablemente es un cambio de costumbre.

No se olviden que parte de una dieta anti-inflamatoria consiste en aumentar el nivel de actividad física que se realiza durante el dia.

Caminen por las tardes unos 20 minutos de lunes a viernes. Caminen unos 20 minutos a cualquier hora del dia que tengan disponible, pero hágalo diariamente, sin buscar excusa. Lo importante es la consistencia en la actividad. Poco a poco, notara que esta bajando de peso y quemando calorías.

Hagan ejercicios. Manténganse moviéndose.

No esperen a un mañana, para empezar a combatir trastornos y achaques que comenzaron desde el ayer.

Les deseo que hagan todo lo posible para mantenerse saludable y evitar la necesidad de recluir a un hospital.

Muchos de ustedes saben a lo que me refiero. Frecuentemente entran por una razón y salen luego de ser visto, tratado y manipulado por un sin numero de especialistas.

Prevención.

Recuerden siempre, que es usted el que es responsable por su propia salud.

La salud empieza por la boca.

Deberíamos de empezar a ver la comida y la nutrición de una manera nueva.

Deberíamos reconocer las enseñanzas y creencias de la medicina tradicional de la India, conocida como Ayurveda, en donde de la da a los alimentos un respeto individual y único.

Se les da respeto a los alimentos porque estos nos nutrirán. Porque provienen de la tierra y por lo tanto conteniente todos los elementos y componentes tradicionales que forman la existencia, como lo son el aire, la tierra, el agua, el fuego, y el espacio. Elementos básicos de la naturaleza, que se le ofrece al individuo con fines de mantener la persona en un estado de equilibrio, balance y salud.

En la India como en la China y otras culturas mucho mas antiguas a la nuestra, los alimentos juegan otro papel mas intrínsico y forma parte del armamentario de la medicina y sanación.

Estamos a tiempos de poder limitar y prevenir posible desarrollo de enfermedades y ese comienzo, comienza con la alimentación.

Quiero que sepan que yo aprendí muchísimo durante la investigación en preparación de este manuscrito. Nosotros como médicos entrenados en medicina tradicional, tambien conocido como medicina alopática no recibimos mucho entrenamiento o enseñanza en temas de nutrición. Ademas, muchos de los conocimientos que se ha desarrollado en cuanto a la relación que juega la nutrición y calidad de alimentación con los diferentes estados de enfermedades y padecimientos de salud, se ha desarrollado y establecido durante las ultimas décadas.

Por eso es que sigo preguntando. Soy inquisitivo. Quiero encontrar y explorar las relaciones que existen en cuanto a las enfermedades y estados de salud con nuestro medio ambiente. Sigo aprendiendo porque hay tanto que como médico y ser humano, no conozco.

Por eso es que luego de decenas de años practicando como médico internista y cardiólogo, tomé otro post-grado.

Del mismo modo, me gustaría que ustedes sigan aprendiendo.

Si algo que ha leído le ha interesado en particular, siga buscando, siga investigando para que pueda llegar uno mismo a su propia conclusión. Todo lo que yo leo, que oigo y que veo que me llama la atención, me gusta confirmar y complementar, para yo llegar a un mejor entendimiento y comprensión.

Me gustaría que usted tambien, haga lo mismo, ya que hay muchos productos, y declaraciones que se hacen, especialmente en cuanto a la salud y la medicina que muchas veces se hacen sin base.

Especialmente como Latinos, debemos de tener cuidado y verificar lo que oímos y de lo que dicen en relación a productos para la salud. Recuerden, que simplemente porque se venda un producto por la televisión Norteamericana, no quiere decir que ese producto es bueno, tienen utilidad para la salud o que es seguro, sin efectos nocivos o dañinos. Acostúmbrense de investigar y verificar lo que lea.

Recuerde que hasta el presidente Norteamericano Ronald Reagan, que durante la época de los '80 decía, en relación a los tratados con Rusia, "confíe, pero verifique".

Les deseo a todos que cuiden y mantengan la buen salud.

El Dr. Jorge Bordenave

Este ha sido el primer libro escrito por un médico completamente en español para los Hispanos. No es una traducción de un libro escrito para el mercado norteamericano y luego traducido del Inglés.

Esto fue hecho a propósito porque como médico, reconozco que somos los Hispanos, los que frecuentemente nos quedamos atrás en cuanto a conocimientos actualizados de salud. Somos los Hispanos los que padecemos de índices de trastornos médicos y enfermedades que aumentan desproporcionadamente más en nuestras poblaciones.

Y somos los Hispanos los que necesitamos recordar que si, podemos tomar acción para controlar y eliminar estas enfermedades.

El doctor Bordenave es médico de tercera generación. Su abuelo fue médico en un pueblo de campos en Cuba. Su padre fue profesor en el hospital Calixto García de la Habana y luego ejerció como especialista de garganta, nariz y oído en Miami, así como médico del cuerpo de emergencia del hospital Parkway.

El Dr. Bordenave realizo su entrenamiento de medicina interna, (medicina de adulto) en St. Barnabas Hospital de Nueva York y West Suburban Hospital de Chicago.

Luego fue aceptado y completó 3 años de residencia en cardiología en el hospital Mount Sinai de Miami. Durante su residencia de cardiología fue entrenado en cardiología invasiva y estudió una rama de cardiología diagnostica, relativamente nueva en esos días, conocida como cardiología nuclear. Para esto tuvo que ir a estudiar en Cleveland Ohio, y luego completar su entrenamiento en Miami.

En el Mt. Sinai, trabajó realizando estudios de cuantificación de calcio en las arterias coronarias, en una máquina llamada Imitron, la precursora de las maquinas detectoras cardiacas de la actualidad conocida como angiografía por CT. Al graduarse de cardiología, abrió su propia consulta médica siendo uno de los primeros cardiólogos de Miami en ejercer la cardiología nuclear en su oficina. Al mismo tiempo hacía cateterizaciones y ecocardiogramas transesofágico en el Mt. Sinaí.

Desde 1993, ha estado radicado primero en Mt. Sinaí y luego en la ciudad de Coral Gables donde continúa.

Es médico de producción en películas, programación de televisión y novelas filmadas en el sur de la Florida y es médico reconocido y aprobado por la academia de actores de pantalla (SAG).

Es un Fellow del Instituto de la Salud Americano y miembro votante de la Academia de Ciencias de Nueva York.

Su educación profesional ha continuado y incluye:

Estúdio de maestría en administración de empresa (MBA) en el George Washington University, en Washington D.C.

Medicina submarina, de buceo y hiperbárica en San Antonio, Nuevo Orleans y Seattle. Es graduado de la Administración Nacional de Océanos y Atmosfera (NOAA) del los EEUU, en medicina subacuatica y actualmente es el único médico certificado por NOAA, así como la sociedad medica de hiperbárica y submarina (UHMS) en el sur de la Florida como médico examinador de los equipos de buceo de la NOAA y de compañías de salvamento subacuatico.

Ademas de su certificaciones, es miembro del consejo nacional de la nutrición, actividad física y metabolismo, de la Asociación Americana del Corazón (American Heart Association),

Es profesor asistente clínico de la escuela de medicina Herbert Wertheim, de la Universidad Internacional de la Florida (FIU) y lector de cardiología, de los residentes de medicina familiar, graduados de la Universidad NovaSoutheastern.

Recientemente completo un tercer post grado, en la escuela de medicina en la Universidad de Arizona, en Medicina Integrativa.

La Medicina Integrativa es una rama de la medicina que toma de la medicina tradicional China, y tradicional de la India, Ayurveda y ve a la persona como un ser individual multi-dimensional, compuesto por su estado físico, mental, y espiritual. La medicina Integrativa enfatiza el bienestar y la sanación en vez de el tratamiento de enfermedades.

Es un concepto revolucionario, nuevo, que muchos predicen ser el futuro de la medicina de los EEUU.

Es la manera en la cual la medicina se practicaba en la era de su abuelo, y la forma de practicar que todo médico debería estar practicando.

Está aceptado y tiene propuesto para completar una maestría de salud publica (MPH) en la Universidad Johns Hopkins.

Sus intereses actuales continúan siendo el estudio de la medicina integrativa, la medicina preventiva, la nutrición como medicina y la conexión que existe entre estados de salud y enfermedades, con la mente y los pensamientos.

Otros libros escritos por el Dr. Bordenave
incluyen:

Su manual de la salud
Your healthcare manual

Fibromialgia/Síndrome de dolor crónico
Fibromyalgia/Chronic pain syndrome

Change your diet, change your life-Ingles

Cambie su dieta, cambie su vida-Español

CPSIA information can be obtained at www.ICGtesting.com
Printed in the USA
LVOW061344051011

249217LV00002B/2/P